PILATES FOR DANCERS
MOVEMENT PLIE METHOD

무용수들을 위한 필라테스
움직임의 정확한 원리와 방법을 알게 되다.

| 저자 |
김정선, 김가이, 이현석

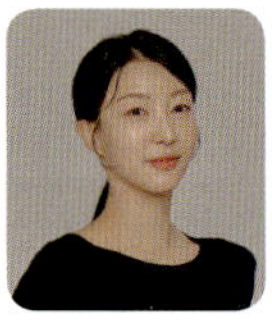

김정선

상명대학교 무용과 현대무용전공
숙명여자대학교 체육교육대학원
전)국립현대무용단
현)필라조이 필라테스 대표

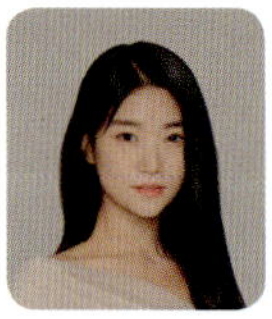

김가이

이화여자대학교 무용과 발레전공
서강대학교 영상대학원
현)이화라스칼라 발레학원 원장

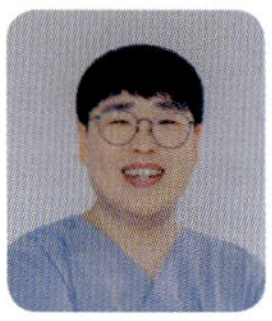

이현석

물리치료사
FMT기능 도수학회 LBB 수료
Strong First Girya LV1 instructor
Functional Movement Screen LV1·2 수료

PILATES FOR DANCERS
MOVEMENT PLIE METHOD

저자 • 김정선, 김가이, 이현석

초판 발행 • 2026년 1월 16일
발행인 • 이광호
발행처 • 대한미디어
디자인 • 김홍
신고번호 • 제2004-000154호
전화 • 02-2267-9731
팩스 • 02-2271-1469
홈페이지 • www.daehanmedia.com
ISBN 978-89-5654-581-3 93690
정가 20,000원

PILATES FOR DANCERS
MOVEMENT PLIE METHOD

무용수들을 위한 필라테스
움직임의 정확한 원리와 방법을 알게 되다.

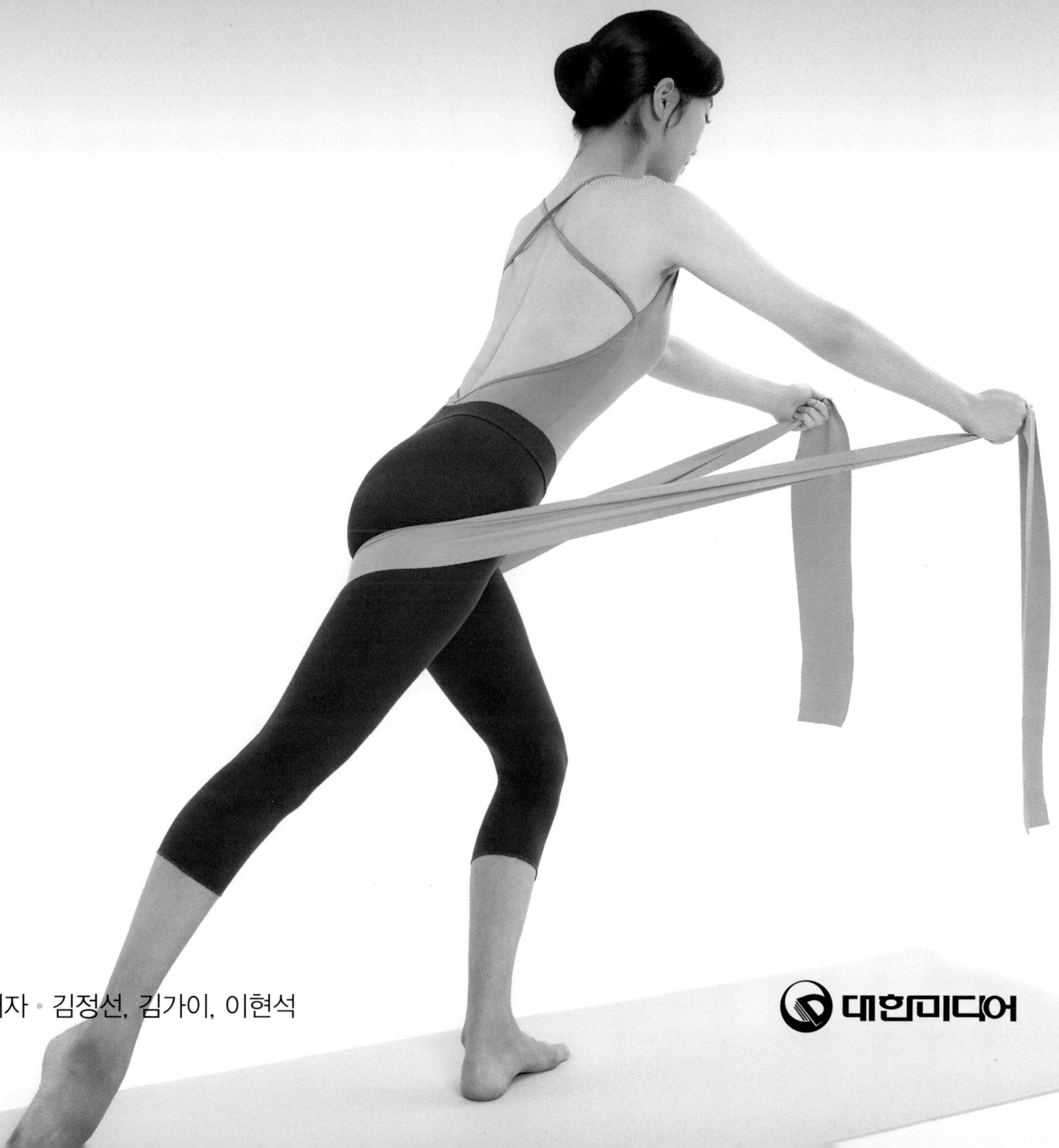

저자 · 김정선, 김가이, 이현석

대한미디어

발간사

예술로써의 춤은 단순히 음악에 맞춰 몸을 움직이는 것에 그치지 않는다.

근육의 제어, 리듬감, 심미성이 조화롭게 어우러져야 한다.

무용수라면 누구나 "춤에는 감정이 담겨있어야 한다"라는 말을 들어봤을 것이다.

하지만 감정의 표현 이전에 몸이 움직이는 기본적인 원리, 즉 '움직임의 규칙'을 이해해야 할 것이다. 그 규칙이 바로 춤의 문법, 움직임 언어이다.

발레를 배우는 과정에서 우리는 늘 아래와 같은 지시어들을 마주한다.

"무릎을 펴라."

"어깨가 올라가지 않게 견갑골을 잡아라."

"풀업을 해야 한다."

"턴아웃을 해야 한다."

그러나 이 말들이 정확하게 어떤 의미를 가지는지,

몸으로는 어떤 감각을 느껴야 하는지 설명되는 경우는 드물다.

학생들은 '시각적으로 어떻게 보여져야 하는지'는 알지만,

정작 '어떻게 해야 하는지'를 몰라서 혼란을 겪는다.

특히 이전에 사용하지 않았던 근육을 새롭게 인식하며 움직인다는 것은, 단순히 반복 훈련만으로 해결될 수 없는 일이다. 익숙한 근육만이 계속 작동하고, 정작 움직임의 핵심을 담당하는 깊은 근육들은 여전히 잠든 채 남는다.

나 역시 오랜 시간 무용을 가르치며 이 과정을 수없이 목격했다.

학생들은 늘 같은 벽에 부딪히고,

그로 인해 움직임의 질은 일정 수준에 머물렀다.

결국 문제는 테크닉의 부족이 아니라, 감각의 부재였다.

그래서 나는

어떻게 하면 학생들이 자신의 몸을 더 깊이 이해하고,

불필요한 근육의 개입을 줄이며,
정말 필요한 근육을 '깨우는' 감각을 깨우칠 수 있을까 고민하게 되었고,
그 질문에서부터 시작된 것이 바로,
이 책의 핵심이 되는 PLIE 메소드이다.

PLIE 메소드는 단순히 새로운 움직임을 가르치는 방법론이 아니다.
이미 익숙하게 반복해온 기본기를 다시 해체하고, 그 안에 숨어있는 감각 구조를 재구성하는 과정이다.
무용을 처음 시작했을 때 수입이 반복했던 동작들, 너무 익숙해져서 오히려 무뎌진 그 움직임들 속에 '어떤 감각이 작동하고 있었는가'를 하나하나 되짚어보고자 한다.
이 메소드에서 중요한 것은 몸을 정확히 쓰는 법이 아니라, 몸이 어떻게 반응하고 감각이 어떻게 깨어나는지를 관찰하는 태도에 있다.
사람마다 신체 구조가 다르고, 같은 동작이라도 다르게 느껴진다.
그래서 하나의 정답 같은 동작을 제시하기보다 같은 감각을 불러일으킬 수 있는 다양한 훈련 시퀀스를 구성하였다.
무용은 '정답'을 따라가는 과정이 아니라, 감각을 되찾는 여정이 되어야 한다고 믿는다.
이 책은 바로 그 여정 속에서,
수많은 학생들과의 실제 수업 현장에서 함께 만들어온 결과물이다.
누군가에게는 기술적으로 멈춰 있던 움직임이 다시 열리는 계기가 되기를,
또 누군가에게는 익숙한 테크닉을 다시 감각적으로 경험하는 새로운 시도가 되기를 바란다.
움직임은 기술로만 완성되지 않는다. 느끼지 못한 움직임은 결코 깊이 있게 다가갈 수 없기에
이 책이 무용을 배우는 모든 이들에게, 그리고 다시 자신의 몸을 배우고 싶은 이들에게 감각의 문을 여는 하나의 열쇠가 되어주기를 바란다.

_김정선, 김가이

CONTENTS

3 CHAPTER

움직임의 균형과 회복 (흔한 오류와 교정 전략)

4 CHAPTER

PLIE로 움직이기

MOVEMENT PLIE METHOD

PILATES FOR DANCERS

1 CHAPTER

움직임은 어디서 시작되는가

1

CHAPTER

움직임은 어디서 시작되는가

우리는 늘 움직이고 있다.
걷고, 앉고, 손을 들고, 몸을 비틀고, 무심코 허리를 기대는 그 모든 순간에 우리의 몸은 멈추지 않고 반응한다.
무용수는 바로 그 움직임을 언어로 삼는다. 그러나 종종 기본기와 테크닉이라는 틀 안에서 '왜 움직이는가?', '어떻게 움직여야 하는가?'에 대한 질문은 미뤄두게 된다. 몸은 표현의 도구인 동시에 훈련의 대상이다. 움직임이 단순히 기술로 여겨지는 순간, 몸은 표현이 아닌 수행만의 대상이 되어버린다. 그 균형이 무너질 때 움직임은 쉽게 단조로워지거나 맹목적으로 반복되기 쉽다.

기계적으로 반복되는 움직임은 감동을 줄 수 없다.
움직임이 진정한 소통의 창구가 되려면, 먼저 내 몸이 어떻게 움직이고 있는지를 정확히 인식하고 있어야 한다. 그때 비로소 움직임은 전달력을 가지게 되고, 예술은 감정에 닿을 수 있다.

이 책은 그 균형을 회복하기 위한 작은 시도이다.
움직임을 '기술'로 수행하면서도, 동시에 '감각'으로 느끼는 방식을 제안한다. 그 출발점으로, 발레의 가장 기본기인 '플리에(PLIE)'를 다시 바라보았다.
'PLIE'라는 이름 아래, 네 가지 움직임의 흐름
Press(누르기), Lengthen(길게 늘리며 유지하기), Inner Spiral(신체의 중심에서부터 시작하여 밖으로 확장하는 나선형의 움직임 원리를 의미), Elasticity(반동을 이용한 탄력적인 움직임)을 만들어 움직임의 구조를 다시 해석하고, 그 안에서 나의 감각, 중심, 리듬을 회복하기 위한 시도를 한다.

이후 장에서는 이 메소드가 어떤 해부학적 기반을 갖고 있는지, 무용수에게 흔히 나타나는 움직임의 오류와 부상 메커니즘이 무엇인지, 그리고 이를 어떻게 실전 시퀀스를 통해 개선할 수 있는지를 단계적으로 다룬다.

움직임은 단지 '잘하는 것'만으로 완성되지 않는다. 움직임 속에서 몸이 어떻게 반응하고, 어디에 힘이 실리며, 어떤 감각이 살아나는지를 관찰하는 것, 그것이 더 깊이 있는 움직임의 시작이다.

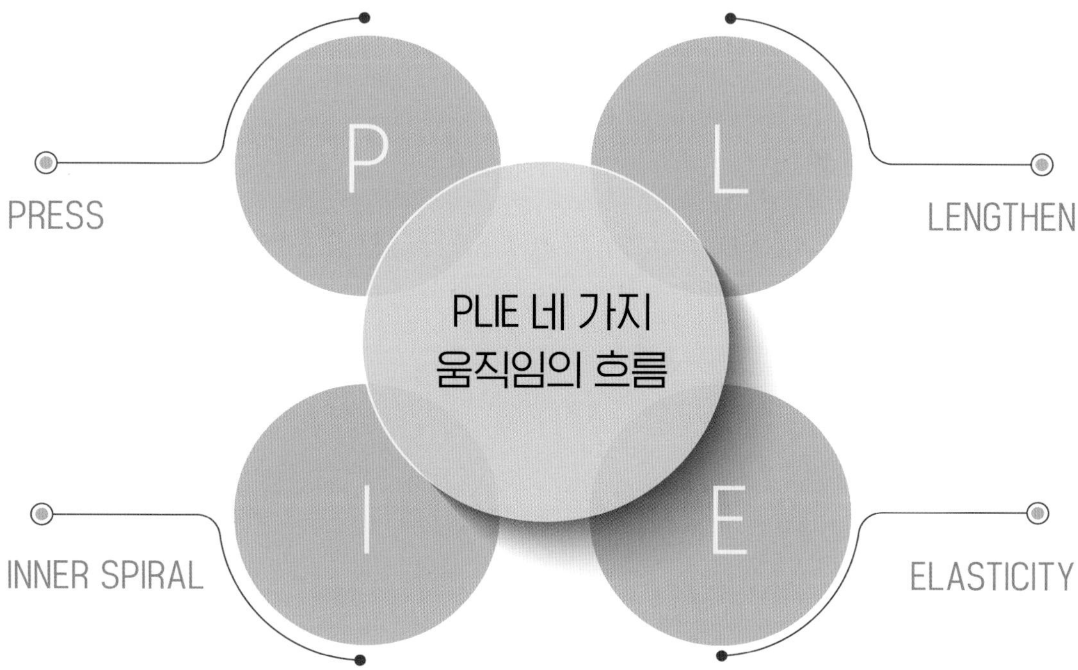

1-1 PLIE부터 다시 시작하기

움직임은 연습실 안에만 일어나는 일이 아니다.
우리는 매일, 무심코 몸을 사용하며 살아간다. 아침에 침대에서 몸을 일으키고, 의자에 앉고, 서고, 무언가에 기대고, 고개를 끄덕이는 모든 동작 등 일상 속에 우리 몸은 끊임없이 반응하고 적응하게 된다.
발레 역시 그런 일상의 움직임과 다르지 않다.
가볍게 무릎을 굽혀 앉았다 일어서는 동작은 '플리에',
한 발을 천천히 밀어내듯 내딛는 동작은 '땅뒤',
손을 부드럽게 들어 올리는 행위는 '포르 드 브라'로 이어진다.
우리는 이미, 알게 모르게 발레의 언어를 알고 있다.
하지만 우리가 매일같이 반복하는 익숙한 움직임은 오히려 그 감각을 무디게 만들기도 한다. 의식하지 못한 채 반복되는 패턴은 형식에 대한 의존, 혹은 매너리즘을 만들어내고, 그 안에서 몸은 스스로의 움직임을 더 이상 '느끼지 않게' 된다.
이 책에서 제안하는 PLIE 메소드는 단지 새로운 동작을 제시하기 위한 것이 아니다. 오히려 그 반대로, 기존의 틀 안에서 '정답'처럼 여겨졌던 움직임 예를 들어, 바를 잡고 플리에, 땅뒤, 바뜨망으로 이어지는 시퀀스만이 옳다고 여기는 감각에서 잠시 벗어나 움직임을 다시 살아있는 감각으로 회복해보자는 시도이다. 반복적으로 수행해온 동작들을 잠시 멈추고, 해체해보고, 그 안에 작동하는 감각의 메커니즘을 다시 들여다보는 것. 그것이 PLIE 메소드의 목적이자 시작점이다.
익숙한 훈련 체계 안에서 움직여 온 사람에게는 이러한 해체와 재구성이 다소 낯설게 느껴질 수도 있다. 하지만 우리는 이 과정을 통해, '기교'나 '정답'을 넘어, 내 몸이 어떻게 쓰이고 있는지 그리고 어떻게 반응하고 있는지에 더 집중할 수 있게 된다.

1-2 PLIE 메소드: 네 가지 움직임의 해체와 재구성

PLIE는 발레의 가장 기본적인 동작이다. 하지만 이 책에서는 그 단어를 다시 해체하고, 새로운 움직임의 흐름으로 재구성하였다. 각각의 알파벳은 하나의 단계를 뜻하며, 움직임이 만들어지는 본질적인 과정을 상징한다.

• P–Press(누르기)

바닥을 딛고 눌러내는 힘.

몸의 중심을 만들고, 움직임의 시작이 된다. 누르는 힘은 단지 하중을 보내는 것에 그치는 것이 아니라, 몸의 방향성을 정하고, 중심을 세우는 작용한다. 프레스(Press)는 곧 중력으로부터 위로 향하는 힘을 준비하는 움직임이다. 또한 '기초 기반'이며, 움직임의 전체를 지탱하는 첫 번째 단계라고 할 수 있다.

• L–Lengthen(길게 늘리며 유지하기)

무용에서 렝슨(Lengthen)은 단순히 근육을 늘리는 정적인 움직임이 아니다. 이는 관절과 관절 사이에 공간을 만든 뒤, 그 공간을 길게 유지하며 사용하는 힘을 의미한다. 이는 단순한 스트레칭과는 달리, 몸을 부드럽고 길게 늘려가는 능동적인 움직임 감각이다.

유지하는 힘은 단순히 '정지 상태'에 머무르지 않고, 부드럽게 늘어나는 감각을 통해 몸의 선과 정렬을 잃지 않도록 버틴다. 즉, Lengthen은 흔들림 속에서도 정렬을 유지하는 능력이며, 손끝과 발끝까지 이어진 연결된 선은 감각이 외부로 전달되는 통로가 되며, 그 선을 따라 움직임은 공간에 에너지를 전달하며 춤의 깊이와 표현력을 확장시킨다.

• I–Inner Spiral(신체의 중심에서부터 시작하여 밖으로 확장하는 나선형의 움직임 원리를 의미)

이너 스파이럴은 무용수가 몸의 가장 깊은 곳에서부터 움직임을 길게 끌어 올리는 핵심 원리이다. 이는 겉으로 드러나는 형태보다, 몸의 중심에서 시작해 밖으로 확장하는 나선형의 흐름에 집중하는 개념이다. 이러한 움직임은 심부근처럼 몸 깊은 곳에서 지지하는 근육들이 활성화되면서 시작된다.

중심에서 일어난 에너지는 척추, 고관절 어깨 등의 관절을 따라 나선형으로 연결되며, 사지 끝까지 부드럽게 전달된다. 이 과정은 움직임에 풍부함과 유연함을 더하여, 무용수가 동작의 시작점과 방향을 스스로 제어할 수 있다. 예를 들어, 발레의 '턴 아웃(turn–out)'이나 '포르 드 브라(port de bras)' 같은 동작에서도 이너 스파이럴의 원리가 적용되며, 이는 춤의 질적 수준을 높이는데 중요한 역할을 한다.

• E–Elasticity(반동을 이용한 탄력적인 움직임)

스프링이 늘어났다가 다시 제자리로 돌아오는 듯한 감각을 주는 개념으로, 큰 힘을 들이지 않고 자연스럽게 다음 움직임으로 이어지도록 하는 탄성의 흐름을 의미한다. 프레스(Press), 이너 스파이럴(Inner Spiral)과 함께 작용하며 부드럽게 리코일링(Recoiling, 되감기며 되돌아오는) 작용을 만들며, 이러한 탄성은 회전, 점프와 같은 테크닉을 더 가볍고 안정적으로 수행하도록 돕는다.
이 네 가지는 단순히 순서를 의미하지 않는다. 몸의 감각을 되찾기 위한 하나의 흐름이자, 순환적인 움직임의 구조이다. 순차적으로 진행될 수도 있지만, 때로는 동시에, 또는 반복적으로 작동하며 서로 긴밀하게 연결되어 있다.

원리	설명	무용에서의 역할
P – Press (누르기)	바닥을 딛고 눌러내는 힘. 단지 하중을 보내는 것이 아니라, 몸의 방향성과 중심을 세우는 작용	모든 움직임의 시작이자 기초 기반 중력으로부터 위로 향하는 힘을 준비하며 움직임 전체를 지탱
L – Lengthen (길게 늘리며 유지하기)	관절과 관절 사이에 공간을 만든 뒤, 그 공간을 길게 유지하며 사용하는 힘. 단순한 스트레칭이 아닌, 길게 늘려가는 능동적인 감각	흔들림 속에서도 몸의 선과 정렬을 유지하는 능력. 손끝과 발끝까지 이어진 연결된 선을 통해 감각과 에너지를 공간으로 전달
I – Inner Spiral (내면의 나선)	몸의 중심에서 시작해 밖으로 확장하는 나선형의 움직임 원리. 겉으로 드러나는 형태보다, 내부의 질적 움직임에 집중	심부근을 활성화하여 중심에서 시작된 에너지가 온몸으로 전달. 발레의 턴 아웃, 포르 드 브라 등에 적용되어 동작의 부드러움과 연결성을 극대하는 능력
E – Elasticity (반동을 이용한 탄력)	스프링처럼 늘어났다가 되돌아오는 듯한 감각. 큰 힘을 들이지 않고도 다음 움직임으로 자연스럽게 이어지도록 하는 탄성의 흐름	'Press'와 'Inner Spiral'이 함께 작용하며 부드러운 반동을 만들어내며, 회전이나 점프 같은 테크닉을 가볍고 안정적으로 수행하게 도움

즉 Press → Lengthen → Inner Spiral → Elasticity

이 네 단계는 단순한 나열이 아니라 하나의 자연스러운 흐름이다.
이 네 가지 원리는 독립적이지 않고, 서로 긴밀하게 연결되어 유기적인 흐름을 만든다. 'Press'로 지면을 누르며 중심을 잡고, 'Lengthen'으로 몸의 선을 확장하며 정렬을 유지한다. 이때 'Inner Spiral'이 중심에서 나선형 에너지를 불어 넣어 유연함과 깊이를 더하고, 'Elasticity'는 이 모든 힘의 흐름을 받아 다음 움직임으로 자연스럽게 전환하는 탄력을 제공한다. 이처럼 P.L.I.E는 무용수가 기술적 완벽함을 넘어 몸과 깊이 소통하며 예술적인 움직임을 만들어내는 핵심적인 구조이다.
이 과정은 무용수의 움직임을 기술 → 감각 → 표현으로 자연스럽게 연결하며, 움직임 전체의 질을 높여주는 원리라고 볼 수 있다.

PLIE 메소드는 발레의 기술을 가르치는 훈련법이 아니다. 이 메소드는 움직임의 감각을 다시 느끼기 위한 접근 방식이다. 지금까지 반복해왔던 동작을 새롭게 마주하고, 그 안에서 몸이 어떻게 쓰이고 있는지 어떤 근육이 반응하며, 어떤 감각이 깨어나는지를 깊이 관찰하게 된다.

그리고 이 방식은 무용수뿐만 아니라 우리 모두의 몸에 적용될 수 있다.

1-3 움직임의 기본 언어 익히기

움직임은 형태와 감각을 동시에 포함하고 있다.

우리는 이 책에서 다루는 PLIE 메소드 속 동작들을 설명하기 위해 몇 가지 중요한 움직임의 언어를 반복해서 사용하게 될 것이다. 이 언어들은 발레와 무용 전반에서 기초 용어로 사용되지만, 이 책에서는 조금 더 감각적인 관점에서 접근하고자 한다. 정확히 어떤 모양을 만들어 내느냐보다는, 그 동작이 만들어내는 감각에 집중해야 한다.

① 포인(Point)

포인은 발끝을 길게 뻗는 동작이다.

발등이 펴지고, 발목이 신전 되며, 몸의 선이 더 멀리, 더 길게 이어지도록 만들어 준다. 이는 단순한 발 모양을 넘어서, 중심에서 바깥으로 에너지를 전달하는 흐름의 확장이라고 이해할 수 있다. 포인은 주로 'Lengthen'과의 흐름과 깊이 연결된다.

② 플렉스(Flex)

플렉스는 포인과 반대로 발끝을 몸 쪽으로 길게 당기는 동작으로, 발목을 굽혀 발등을 접는 형태를 말한다. 이 동작은 단순한 형태의 변화가 아니라 바닥을 누르거나 동작을 멈추는 순간에 에너지를 모으고 전환하는 역할을 한다. 예를 들어, 플리에(plie) 동작에서 하체가 지면을 누를 때 발은 플렉스 상태에 있게 된다. 이러한 맥락에서 플렉스는 동작의 정지, 무게중심의 전환과 유지, 에너지의 흐름을 제어하는 감각과 밀접하게 연결되며, 이는 'Press'와 'Lengthen'의 개념과 맞닿아 있다.

③ 턴아웃(Turn out)

턴아웃은 다리를 고관절에서 바깥으로 회전시키는 움직임이다.

겉으로는 다리가 바깥으로 향하는 단순한 외회전처럼 보이지만, 실제 움직임의 시작점은 훨씬 깊은 곳에 있다. 턴아웃은 골반 안쪽에서부터 다리 전체를 따라 발까지 이어지는 나선형의 움직임이다. 이 동작은 몸의 중심을 열어 확장된 아름다운선을 만들어내며, 공간을 향해 몸을 개방하는 느낌과 연결된다. 이러한 점에서 'Inner Spiral'과 긴밀하게 연관되어 있으며, 무용수가 사용하는 에너지의 방향성을 넓혀준다는 점에서 'Lengthen'과도 연결이 된다.

④ 턴인(Turn in)

턴인은 턴아웃과 반대로, 다리를 안쪽으로 회전시키는 움직임이다.
허벅지가 안쪽으로 회전하면서 몸을 중심으로 모으는 방향을 만들고, 클래식 발레에서 주로 사용되지는 않지만, 모던 댄스에서 내면의 감정이나 감각을 표현할 때 사용되기도 한다. 턴아웃과 함께 'Inner Spiral'과 연결되는 감각이다.

1장에서 움직임을 철학과 감각의 관점에서 살펴보며, 움직임을 구성하는 네 가지 원리 Press, Lengthen, Inner Spiral, Elasticity의 흐름을 이해했다. 그러나 실제로 움직임이 구현되는 그 바탕은 결국 우리 몸의 물리적 구조, 즉 근육, 뼈, 관절과 같은 해부학적 요소들이다. 2장에서는 이러한 구조들이 어떻게 움직임을 형성하고 지지하는지, 그리고 앞서 다룬 원리들이 몸의 어떤 구조적 기반에 의해 가능해지는지 살펴보도록 한다.

MOVEMENT PLIE METHOD

PILATES FOR DANCERS

2 CHAPTER

움직임이 시작되는 곳

2

CHAPTER

움직임이 시작되는 곳

이 장에서는 춤을 출 때, 예를 들어 코어에 힘을 주고, 다리를 턴 아웃하며, 근육을 길게 늘이는 순간 우리 몸 안에서는 어떤 작용이 일어나는지를 이론적인 관점에서 풀어보고자 한다.

PLIE 메소드의 네 가지 핵심 원리인 Press(누르기), Lengthen(길게 늘리며 유지하기), Inner Spiral(신체의 중심에서부터 시작하여 밖으로 확장하는 나선형의 움직임 원리를 의미), Elasticity(반동을 이용한 탄력적인 움직임)가 실제 동작 속에서 어떻게 작용하는지를 근육의 구조와 수축 원리, 감각의 흐름, 신체 정렬의 변화 등을 통해 설명하며, 이러한 작용들이 어떻게 발레 동작의 기반이 되는지를 살펴본다.

이 장은 단순한 움직임의 반복이 아닌, 감각과 해부학적 이해를 바탕으로 몸을 인식하고 다루는 데 필요한 이론적 토대를 제공하며, 이후 실제 시퀀스 훈련으로 나아가기 위한 준비 단계로 구성되었다.

2-1 근육의 구조와 수축 원리

움직임을 알기 위해서는 움직임을 만드는 기관인 근골격계에서 알아야 한다. 우리의 몸은 근육의 수축과 이완을 통해 수축과 이완으로 뼈를 움직이게 하고, 그 결과 하나의 동작(motion)이 만들어진다. 근육은 여러 가닥의 근섬유(muscle fiber)를 다발 형태로 모아놓은 것이라고 볼 수 있다. 이 근섬유는 근육속막(sarcolemma)으로 감싸여 있으며, 근육속막의 말단부는 힘줄섬유(tendon fiber)와 융합된다. 힘줄섬유(tendon fiber)는 다시 다발로 모여 뼈에 연결되는 근힘줄(muscle tendon)을 형성한다. 근섬유(muscle fiber) 안쪽에는 더 미세한 단위인 근원섬유(myofibril)로 세분화할 수 있다. 근원섬유는 굵은 필라멘트인 미오신 미세섬유(myosin filament)와 얇은 필라멘트인 액틴미세섬유(actin filament)로 구성되어 있다. 이 미세섬유들은 부분적으로 겹쳐져 있고, 수축 시에 미오신 미세섬유가 액틴 미세섬유를 끌어당겨 교차되는 부분이 많아지게 하고, 근육의 길이가 짧아진다. 반대로 이완 시에는 교차되는 부분이 적어지고 액틴 미세섬유와 미오신 미세섬유 사이의 거리가 멀어져 근육의 길이가 길어진다.

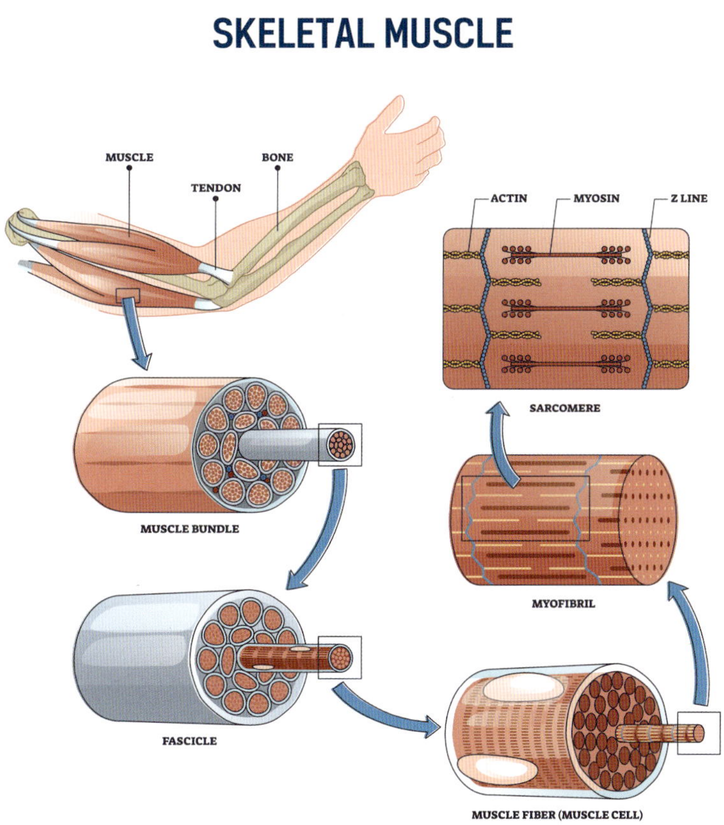

미세섬유 활주(sliding filament)기전

근원섬유는 액틴 미세섬유(actin filament)와 미오신 미세섬유(myosin filament)가 서로 교차로 이루어져 있다. 미오신 미세섬유(myosin filament)는 머리(head)와 팔(arm), 몸통(body)으로 구분 지을 수 있다. 액틴 미세섬유(actin filament)는 액틴(actin), 트로포미오신(tropomyosin), 트로포닌(troponin)으로 구성되어 있다.

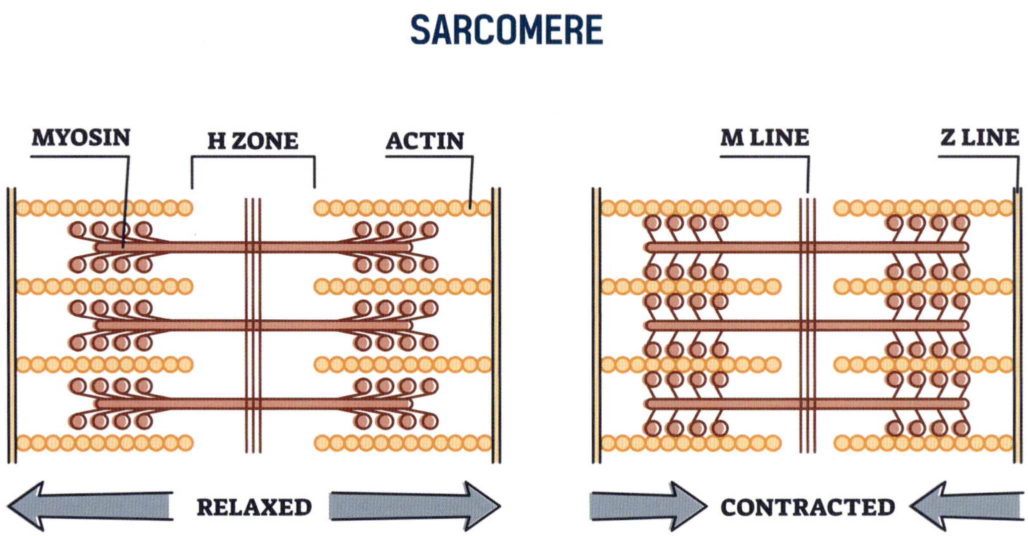

근육의 수축은 다음과 같은 단계를 거쳐서 진행이 된다.

1. 신경자극의 도달

운동신경을 따라 활동전위(action potential)가 이동하여 신경 종말(nerve terminal)에 도달하게 된다. 이때 신경말단에서는 활동 전위에 의해 아세틸콜린이 분비된다.

2. 근섬유의 흥분과 칼슘 방출

분비된 아세틸콜린은 근섬유막(muscle fiber membrane)에 작용하여 근섬유의 활동전위가 시작이 되고, 근세포질 그물(sarcoplasmic reticulum)에 저장 되어있는 칼슘이온(Ca^{2+})을 분비하게 된다.

3. 트로포닌 복합체의 변화

칼슘이온은 트로포닌-트로포미오신 복합체와 결합하여 액틴의 활성부위가 노출되고, 미오신 머리가 액틴의 활성 부위에 결합하게 된다.

4. 교차결합 형성과 ATP분해

미오신 머리에 ATP(에너지대사물질)가 결합하여, ADP와 인산(Pi)로 분해되면서 미오신의 머리 부분이 이동하여 액틴 결합 우위에 교차결합(cross-bridge)을 형성한다.

5. 파워 스트로크(Power Stroke)

미오신 머리와 액틴 활성 부위가 결합하면 ADP와 Pi(인산)을 방출하면서 파워 스트로크를 일으킨다. 파워 스트로크가 일어나면 미오신 머리가 액틴 필라멘트를 끌어당기면서 근육(근절)의 길이가 짧아지게 된다.

6. 이완과 분리

새로운ATP가 다시 미오신 머리에 결합하면, 미오신은 액틴으로부터 분리된다.

7. 재활성화와 반복

ATP가 다시 ADP와 Pi(인산)으로 분해되면서 미오신 머리가 활성화되어 새로운 액틴에 결합되며, 이 과정이 반복되면서 액틴과 미오신 미세섬유 간의 교차 부위가 증가하고 근육 수축의 강도도 높아지게 된다.

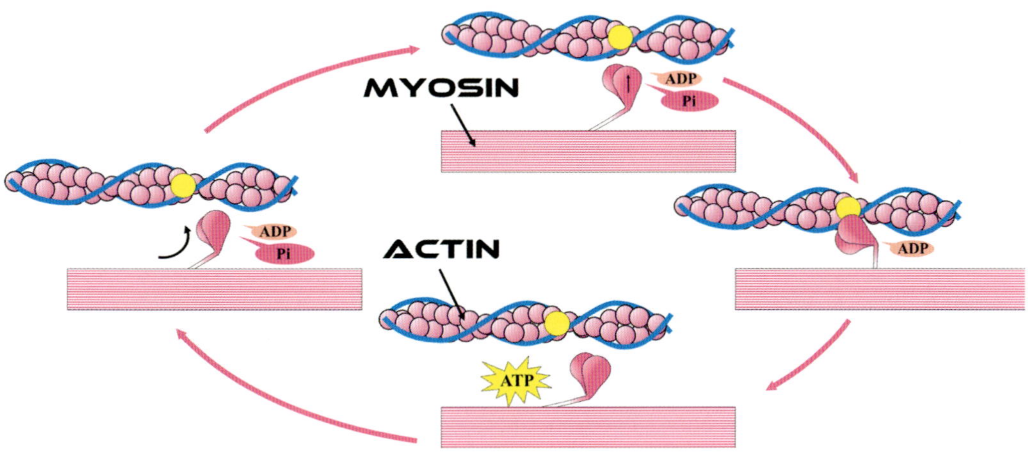

근수축의 'walk along' 기전

2-2 근수축의 유형과 발레 동작의 연계

움직임을 더 정밀하게 이해하려면, 근육이 수축하는 방식을 살펴볼 필요가 있다. 무용에서 발생하는 다양한 움직임은 모두 근육의 수축 방식에 따라 달라진다. 같은 동작이라도 어떤 수축 방식으로 접근하느냐에 따라 움직임의 질감이 달라지고, 감각의 깊이도 크게 달라진다. 이하에서는 등장성 수축과 등척성 수축이라는 두 가지 주요 수축 유형을 중심으로 무용 동작과의 연계 방식을 살펴본다.

1. 등장성 수축(Isotonic Contraction)

등장성 수축은 영어로 Isotonic contraction이라고 한다. Iso(같은) + Tonic(긴장성)이라는 뜻으로, 동일한 긴장도의 장력을 가지고 있는 수축이라고 한다. 다시 말하면, 외력에 의해서 같은 긴장도를 가지면서 장력이 변하는 수축이다. 등장성 수축은 두 가지 유형으로 동심성수축(Concentric contraction)과 신장성수축(Eccentric contraction)으로 나눌 수 있다.

2. 동심성 수축(Concentric Contraction)

동심성 수축은 근육의 길이가 짧아지는 수축 형태로써, 근육이 외부 저항보다 더 큰 장력을 발생시켜 근육이 기시부(origin)와 정지부(insertion)가 가까워지는 수축 방법이다. 이때 미오신 헤드의 '파워 스트로크'에 의해 미오신과 액틴 미세섬유의 교차 부위가 많아진다. 발레의 그랑 바뜨망(Grand battement)에서 다리를 들어 올릴 때는 대퇴사두근과 장요근의 동심성 수축을 통해 움직임이 만들어진다.

3. 신장성 수축(Eccentric Contraction)

신장성 수축은 근육의 길이가 길어지면서 수축하는 형태로, 외부 저항이 근수축보다 더 클 때 발생한다. 근육이 기시부(origin)와 정지부(insertion)가 멀어지면서, 이때 미오신 헤드가 액틴과 결합되어 있지만, 수축보다 더 큰 저항으로 인해 액틴과 미오신 간의 결합이 풀리면서 늘어난 곳의 액틴 미세섬유와 새로운 결합을 만들어낸다. 미세섬유 간의 결합과 분리가 반복적으로 일어나면서 근섬유의 미세 손상이 일어나게 되며, 손상 부위의 회복을 통해 근육의 성장이 일어나게 된다. 데벨로페에서 천천히 다리를 들어올리는 동작이 이에 해당된다.

4. 등척성 수축(Isometric Contraction)

등척성 수축은 영어로 Isometric contraction이라고 한다. Iso(같은) + Metric(장력)이라는 뜻으로, 동일한 장력으로 작용하는 수축을 뜻한다. 다시 말해, 근육의 길이는 변하지 않은 채, 근육의 수축만을 유발하는 수축 방법이다. 액틴과 미오신 미세섬유의 결합은 일어나지만 미세섬유 간의 교차 이동은 일어나지 않는다. 다만 강한 수축을 위해선 액틴과 미오신의 결합수가 증가하게 된다. 발레의 플리에(plie) 자세를 유지할 때 허벅지와 종아리 근육은 등척성 수축을 통해 신체를 안정적으로 지지한다.

근육 수축의 유형		근육 길이 변화	관절 각도 변화 여부	힘의 작용 방향	움직임의 예시
등장성 수축 (Isotonic Contraction)	동심성 수축 (Concentric Contraction)	짧아짐 (줄어듦)	있음	저항에 반하는 힘	다리를 들어 올리는 동작(그랑 바뜨망 상승), 암 컬(Arm curl) 동작에서 팔 구부리기
	신장성 수축 (Eccentric Contraction)	길어짐 (늘어남)	있음	저항과 같은 방향의 힘	데벨로페 동작에서 다리 천천히 올리기
등척성 수축 (Isometric Contraction)		변화 없음 (유지됨)	없음	힘의 방향 없음 (고정)	플리에 자세 유지, 플랭크 자세 유지, 벽 밀기 자세 유지

2-3 코어 근육의 구성과 기능

코어 근육은 신체의 중심을 안정적으로 지탱하도록 하는데 횡격막, 척추기립근, 복횡근(배가로근), 내·외복사근, 골반기저근으로 구성된다. 이 근육들은 모든 신체 움직임의 기반이 되며, 자세 유지, 균형 감각 향상, 부상 예방에 중요한 역할을 한다.

횡격막(Diaphragm)

횡격막은 호흡근으로써 코어근육의 상단부를 담당한다. 횡격막의 수축으로 인해 흉강(thoracic cavity) 내 압력이 감소하고, 그로 인해 외부의 공기가 폐로 유입된다. 반대로 횡격막의 이완은 흉강 내압이 상승하고, 폐에 있던 이산화탄소를 배출하게 된다. 횡격막의 수축은 흉강뿐만 아니라 복강 내압(Intra-Abdominal Pressure)도 상승하게 되고, 이는 허리를 보호할 수 있는 압력을 만들게 된다. 그렇기 때문에 호흡은 움직임을 함에 있어서 가장 중요한 요소이다.

다열근(Multifidus)

다열근은 척추 주변 깊숙이 위치한 근육으로, 척추의 각 마디를 안정화하고 허리의 부담을 완화한다. 이 근육은 급작스러운 움직임이나 과도한 활동으로부터 허리를 보호하며, 강화하면 허리 통증이나 디스크 질환을 예방할 수 있다.

복횡근(Transverse Abdominis)

복횡근(Transverse Abdominis) 은 복부 전체를 감싸고 있는 깊은 층의 근육으로, 몸통을 안정화하는 핵심 근육 중 하나이다. 이 근육이 수축하면 복강 외압(Extra Abdominal Pressure, EAP)이 형성되어, 호흡 시 증가하는 복강 내압(Intra-Abdominal Pressure, IAP)과 함께 작용하면서 허리 주변에 마치 자연스러운 복대(corset)와 같은 지지대를 만들어 준다. 복횡근은 움직임이 일어날 때마다 지속적으로 작용하며, 척추를 안정화하고 몸의 중심(core stability)을 유지하는 데 결정적인 역할을 한다.

내복사근, 외복사근(Internal / External Oblique Abdominis)

내·외복사근은 갈비뼈(늑골)에서 시작하여 골반으로 이어지는 근육이다. 내·외복사근은 사선 방향으로 외복사근은 V자 모양을 그리며 배열되어 있는 반면에, 내복사근은 ㅅ자 모양으로 상반되게 배열되어 있다. 이 두 근육은 몸통의 회전을 주로 담당하며, 상체와 하체를 연결시켜주는 중요한 근육이다. 특히 몸통의 회전을 통한 체중 이동을 통해 중심축을 변환시켜 반대쪽 하체를 자유롭게 움직일 수 있도록 해준다.

골반기저근(Pelvic Floor Muscles)

골반기저근은 골반 하부에서 장기들을 안정적으로 지지하며 복강 내 압력을 조절한다. 이 근육이 약해지면 요실금이나 장기 탈출과 같은 문제가 발생할 수 있어, 케겔 운동 등 골반기저근 강화 운동이 중요하다.

2-4 파워하우스와 발레의 풀업(Pull-up): 움직임의 중심에서 확장까지

파워하우스는 필라테스에서 강조하는 개념으로, 단순히 근육의 집합체를 의미하는 것이 아니라 신체의 중심에서부터 전신을 유기적으로 통합하고 조절하는 기능적 시스템이다. 척추를 중심으로 복횡근, 다열근, 횡격막, 골반기저근과 같은 핵심 코어 근육들을 포함하며, 이들은 신체의 안정적 중심축을 형성하여 자세와 움직임의 효율성을 극대화한다.

파워하우스를 활성화한다는 것은 몸의 중심부에서 근육들이 올바르게 작동하여 동작의 처음부터 끝까지 에너지를 효율적으로 전달하고 균형을 유지한다는 것을 의미한다. 이는 일상생활에서의 간단한 움직임에서부터 무용과 같은 전문적인 움직임에 이르기까지 다양한 활동의 질을 높이는 데 필수적인 역할을 한다.

발레에서도 파워하우스 활성화의 원리와 유사한 전신의 에너지를 연결하는 작업이 있다. 바로 풀업(Pull-up)인데, 풀업은 신체를 아래에서 위로 길게 끌어올리는 동작을 의미한다. 그러나 단순히 신체를 끌어 올리는 것이 아니라, 마치 나무가 뿌리를 통해 물을 흡수하여 줄기와 가지 끝까지 전달하는 과정과 같다.

Pull-Up

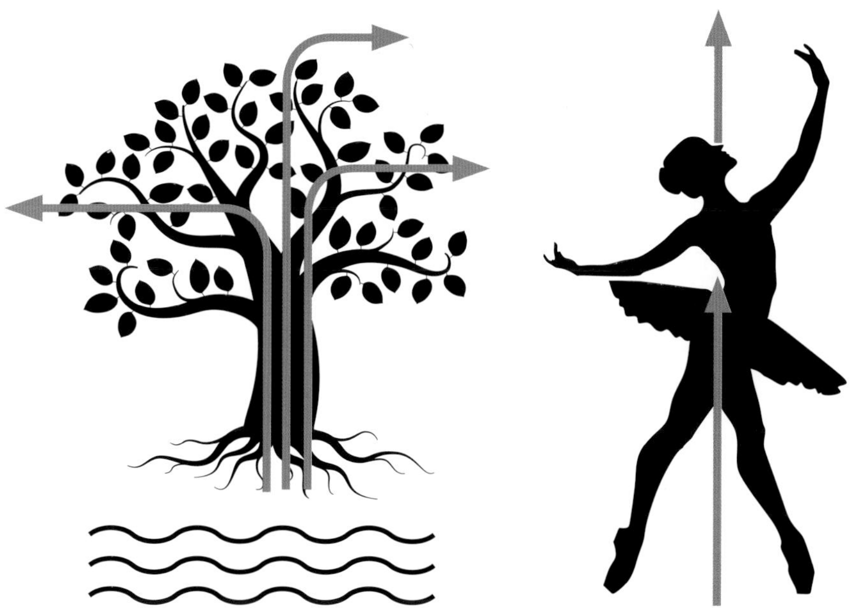

발바닥에서 시작한 에너지가 다리와 골반, 척추를 거쳐 정수리까지 연결되는 것으로 이러한 연속적 흐름은 발레에서 신체의 균형 유지뿐 아니라 에너지를 손끝, 발끝, 머리끝까지 전달하고 더 나아가서는 관객한테까지 무용수의 표현력을 전달하는데 매우 중요한 역할을 한다. 이처럼 파워하우스와 풀업은 긴밀하게 연결되어 있다. 특히 '발'과 '머리'는 '제2의 파워하우스'라고 불릴 만큼 코어 근육의 활성화와 더불어 신체의 에너지 전달에 중추적인 역할을 하는데, 파워하우스가 활성화되면 중심부의 근육들은 안정성을 제공하며, 풀업이 시작되는 기반이 된다. 복횡근과 골반기저근은 복부의 압력을 안정적으로 유지하여 척추가 바르게 서도록 지지하며, 다열근과 횡격막은 척추의 마디마다 세밀한 균형을 유지하도록 한다. 이렇게 서로 연결된 근육의 작용으로 신체가 위로 길어지고, 동작의 안정성과 유연성이 증가하게 된다. 결국, 파워하우스의 활성화와 풀업은 신체의 중심에서부터 외부 공간으로 에너지를 효과적으로 확장시키는 움직임의 원리로 볼 수 있다. 이러한 원리를 통해 더욱 안정적이고 균형 잡힌 움직임이 가능하며, 움직임의 효율성과 표현력이 크게 향상되므로, PLIE 메소드의 핵심 개념으로 삼았다.

2-5 턴아웃의 진실

발레에서 가장 기본적이면서도 중요한 자세인 '턴아웃(Turn out)'은 고관절의 외회전을 통해 만들어진다. 턴아웃은 겉보기에는 단순해 보여도, 이 자세를 완벽하게 구현하고 유지하기 위해서는 상당한 노력이 필요하다.
턴아웃을 만드는 주동근은 고관절의 외회전근이지만, 이 근육만으로는 자세를 안정적으로 유지하기 어렵다. 핵심은 바로 외회전근과 내회전근의 협응이다. 이 두 근육 그룹이 균형 있게 함께 작용해야만 정확한 턴아웃 자세를 만들고 견고하게 유지할 수 있다. 즉, 턴아웃은 단순한 근력 운동을 넘어선 정교한 근육의 조화가 필요한 움직임이라고 할 수 있다.

● 고관절의 외회전(Hip joint external rotation)

고관절은 우리 몸에서 가장 큰 관절 중 하나로, 골반의 비구(acetabulum)와 대퇴골두(femur head)가 만나 형성하는 절구관절(ball and socket joint)이다. 마치 공이 컵 안에 들어있는 모양이라서 다양한 방향으로 자유롭게 움직일 수 있다. 그래서 고관절은 굽힘/폄(flexion/extension), 외전/내전(abduction/adduction), 그리고 내회전/외회전(internal rotation/external rotation)의 세 가지 축을 중심으로 움직이며, 이를 '자유도 3도를 가진다'라고 표현한다.

발레의 턴아웃에서 가장 중요한 고관절 외회전은 골반을 중심으로 대퇴골두가 바깥쪽으로 회전하는 움직임을 말한다. 이는 다리가 몸의 중심선에서 바깥을 향하도록 만드는 동작이다. 일반적으로 고관절에서 만들 수 있는 외회전의 각도는 평균 45도 정도이며, 개인에 따라 40도에서 60도까지 차이가 있을 수 있다.

이 유연성은 발레 동작의 아름다움과 정확성을 결정하는 중요한 요소가 된다.

대퇴를 움직이는 근

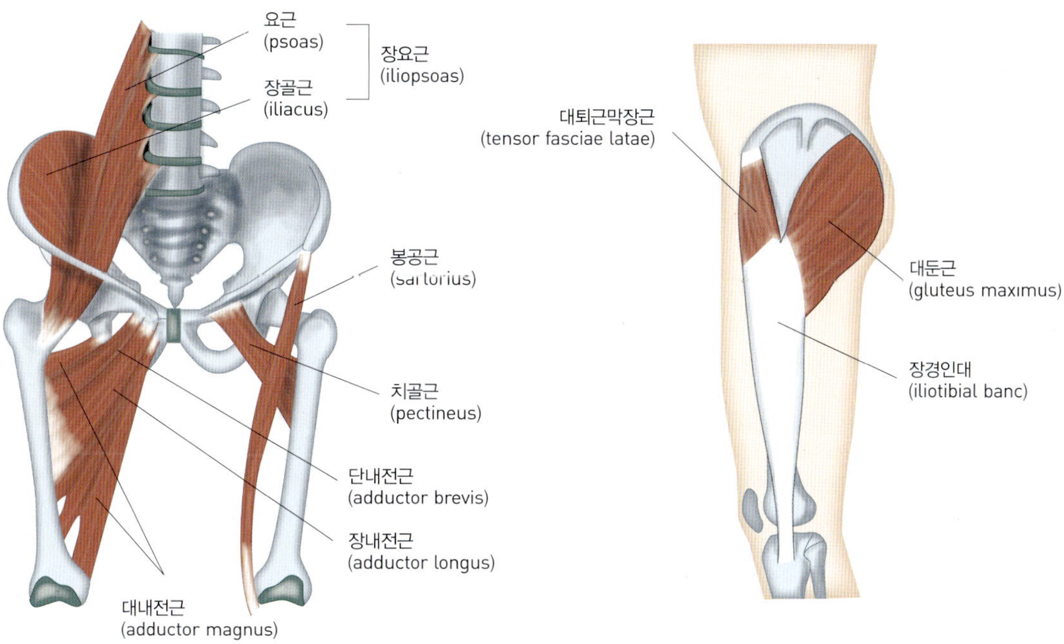

A. 장요근과 내전근근

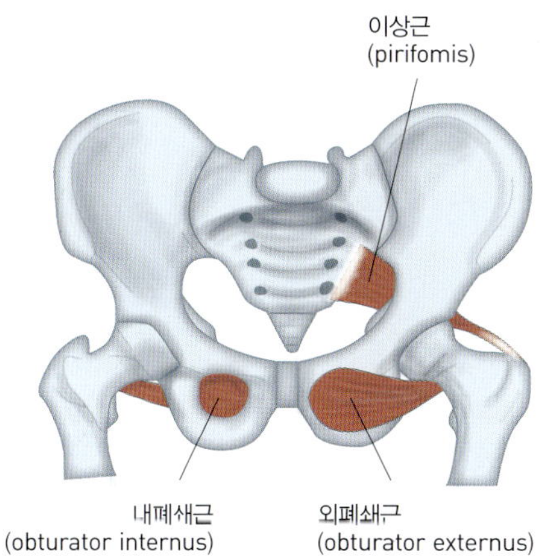

B. 주요 외측회전근근

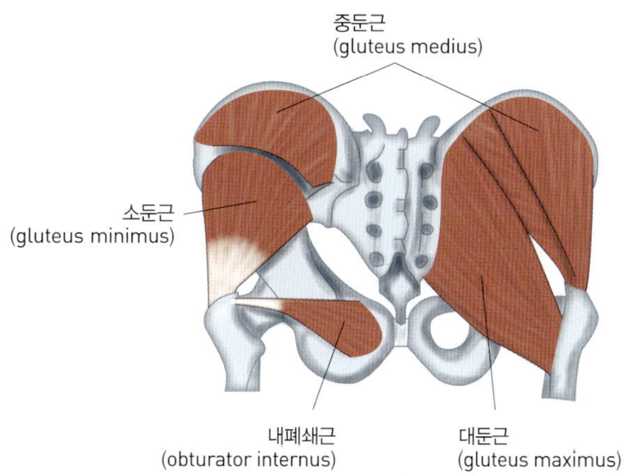

C. 둔근근

● 고관절의 외회전근(Hip joint external rotator)

고관절의 외회전을 만드는 근육들에는 여러 가지 근육들이 있다. 외회전을 만드는 대부분의 근육들은 골반의 후면부에서 기시(origin)하여 대퇴골의 외측에서 정지(insertion)한다.

1. 이상근(piriformis)

좌골 내측면에서 기시하여 대전자(greater trochanter)의 상부에 부착한다.

2. 내폐쇄근(obturator internus)

좌골 내측면에서 기시하여 폐쇄구멍(obturator foramen)을 지나 대전자(greater trochanter)의 내측에 정지한다.

3. 외폐쇄근(obturator externus)

좌골과 치골의 폐쇄구멍 바깥쪽에서 기시하여 대전자의 내측에서 정지한다.

4. 대퇴방형근(quadratus femoris)

좌골결절의 가쪽에서 기시하여 대전자와 소전자 사이의 사각결절에서 정지한다.

5. 상쌍자근/하쌍자근(gemellus superior/inferior)

위 근육들과 함께 고관절의 외회전을 위한 작용을 한다. 특히 대퇴골의 대전자에 붙어서 외회전시에 대퇴골두를 골반의 비구(acetabulum)에서 벗어나지 않도록 관절의 안정성에 연관되어 있다. 위의 6개의 근육들의 과긴장 혹은 약화가 있을 경우에 데벨로페(Développé)를 했을 때, 고관절의 찝힘(impingement)이나 가동 제한을 유발할 수 있다.

6. 치골근(pectineus)

치골 표면에서 기시하여 소전자(lesser trochanter)와 대퇴골 거친선(linea aspera)에서 정지한다. 내전과 굴곡의 기능을 하면서도, 부착부위가 대퇴골 거친선(linea aspera)의 후면부에 부착하기 때문에 대퇴골을 외회전을 하게 된다.

7. 대둔근(gluteus maximus)

천골과 장골에서 기시하여 대퇴골의 둔근 조면(gluteal tuberosity)과 장경인대(iliotibial tract)에 정지한다. 대둔근은 고관절의 신전과 외전, 외회전의 기능을 하며, 대둔근의 수축으로 턴아웃 시에 강력한 힘을 만들어 낼 수 있다.

8. 중둔근(gluteus medius)

장골의 전둔근선(anterior gluteal line)에서 후둔근선(posterior gluteal line)사이에서 기시하여 대퇴골의 대전자(greater trochanter)에서 정지한다. 중둔근의 주요 기능은 고관절의 외전이며, 전방섬유와 후방섬유는 서로 상반된 고관절의 회전을 만들어낸다.
중둔근의 전방섬유는 고관절의 내회전에 작용하는 반면에 후방섬유는 외회전을 담당한다. 그래서 서 있을 때의 골반의 위치에 따라 중둔근은 내회전근으로 작용할 수도 있고, 외회전근으로 작용할 수도 있다. 중둔근을 외회전근으로 작동하게 하려면 골반이 중립을 만들어야 중둔근 후방섬유가 기능을 하여 외회전을 보다 더 잘 할 수 있게 된다.

그 밖에도 다음과 같은 근육들이 고관절을 외회전하기 위한 보조근육으로 사용된다.

1. 장요근(iliopsoas)

장요근은 대요근과 장골근을 합쳐서 말한다. 대요근은 요추 1~5번의 몸통과 측돌기에서 기시하고 장골근은 장골의 내측에서 기시한다. 그 근육들은 골반 앞쪽을 지나 대퇴골의 소전자(lesser trochanter)에서 정지하게 된다. 주기능으로는 고관절을 굴곡하거나 허리를 굴곡하는 근육으로 쓰이지만, 대퇴골 소전자에서도 내후측으로 정지하기 때문에 고관절을 외회전하는 근육으로 쓰인다. 만일 요추가 중립 상태에 있지 못하거나, 불안정성이 생기게 되면 장요근의 기능에 이상이 생기게 되고, 고관절의 외회전을 위해서 둔근과 이상근이 과사용을 하게 된다. 이로 인해 고관절 굴곡 시의 찝힘(impingement)이나 장요근 힘줄염으로 인해 고관절 통증이 생길 수 있다.

2. 봉공근(sartorius)

전상골극(ASIS, anterior superior iliac spine)에서 기시하여, 경골(정강이뼈)의 거위발(pes anserinus) 힘줄 복합체에서 정지한다. 대퇴에서 가장 긴 근육으로 고관절의 굴곡과 외전, 외회전 및 슬관절의 굴곡에 관여하는 근육이다. 대각선 방향으로 있고, 고관절뿐만 아니라 슬관절(무릎관절)을 지나기 때문에 기능적인 움직임을 만들어내는 근육이다. 봉공근은 턴아웃 상태보다는 다리는 들고 있는 고관절 굴곡 상태에서의 외회전에 더 많은 기능을 하며, 내전근과 함께 사용된다.

3. 내전근 그룹(adductor group)

내전근은 허벅지 안쪽에 위치한 근육군으로 장내전근(adductor longus), 단내전근(adductor brevis), 대내전근(adductor magnus), 박근 (gracilis), 치골근(pectineus)로 구성되어 있다. 주기능은 고관절의 내전이며, 다리의 내측에 위치하고 있어 몸의 중심축을 유지할 수 있도록 한다. 내전근의 약화는 골반의 중심축을 유지시켜주지 못하게 되고, 턴 아웃 시에 골반의 전방경사와 함께 허리에 과긴장을 유발할 수 있다.

척추기립근(Erector Spinae)

근육	기시(Origin)	정지(Insertion)
장늑근	장골, 천골, 하부 늑골	상부 늑골, 경추 횡돌기
최장근	장골, 요추 횡돌기	갈비뼈, 흉추·경추 횡돌기, 유양돌기(머리뼈 뒤쪽)
극근	흉추·요추 극돌기	흉추·경추 극돌기

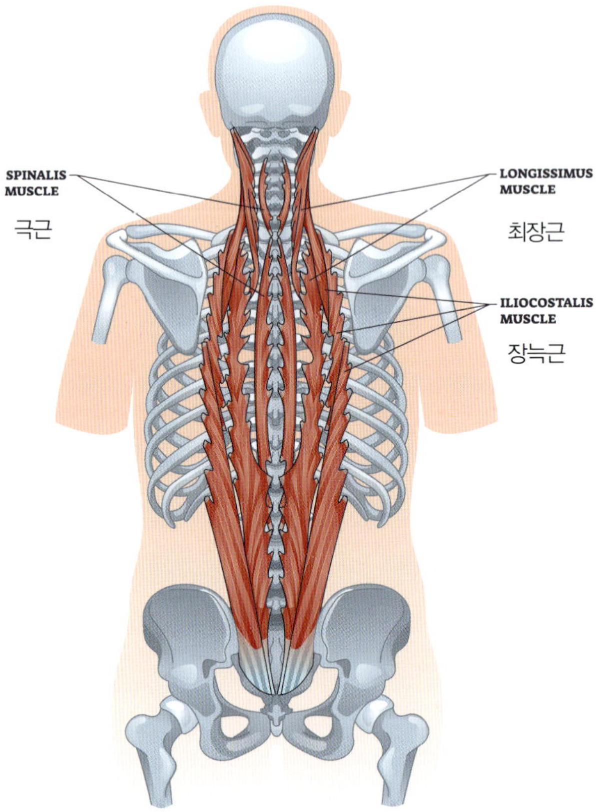

척추기립근은 척추 양옆에 세로로 길게 위치한 근육군으로 몸통을 곧게 세우며, 몸을 좌우로 기울이고, 상체를 뒤로 젖히는 움직임을 만들어 주는 척추를 안정화시키는데 핵심적인 역할을 하는 근육이다.

턴아웃 시의 고관절의 외회전을 위해선 척추의 바른 정렬이 필요하다. 복부 근육의 약화는 기립근의 과긴장으로 인해 척추의 정렬을 유지시켜 줄 수 없고, 그로 인해 장요근과 내전근의 근활성도 약해지게 된다. 이는 대퇴사두근이나 종아리 근육의 과긴장을 불러올 수 있으며, 골반의 전방경사와 함께 턴아웃의 가동 제한의 원인이 될 수 있다. 그러나 아무리 완벽한 해부학적 기반을 이해하고 이상적인 정렬을 추구하더라도, 무용수의 몸은 반복되는 훈련과 습관 속에서 쉽게 균형을 잃는다. 특히 유연성을 강조하는 무용 환경에서는 오히려 안정성이 무너지며 부상으로 이어지는 경우도 빈번히 발생한다.
3장에서는 이러한 근육의 불균형과 잘못된 사용 패턴이 실제 동작에 어떤 영향을 미치는지, 그리고 이를 어떻게 교정할 수 있는지 구체적으로 살펴보도록 할 것이다.

MOVEMENT PLIE METHOD

PILATES FOR DANCERS

3 CHAPTER

움직임의 균형과 회복 : 흔한 오류와 교정 전략

3
CHAPTER
움직임의 균형과 회복: 흔한 오류와 교정 전략

2장에서 PLIE 메소드의 핵심을 이루는 해부학적 원리와, 움직임을 만들어내는 주요 근육들의 작용 방식에 대해 이론적으로 살펴보았다. 이제부터는 실제 무용수들이 반복적인 훈련 속에서 마주하는 잘못된 움직임 패턴, 근육의 불균형, 그리고 그로 인해 발생하는 보상작용과 부상 메커니즘을 구체적으로 짚어보려 한다.

이러한 이해는 PLIE 메소드의 움직임을 정확히 수행하기 위한 전제조건이 되며, 코어의 감각을 깨우고 신체 정렬을 재정비하는 데 반드시 필요한 과정이다. 이 장의 앞부분에서는 흔히 나타나는 신체 불균형과 잘못된 근육 사용이 어떤 문제를 유발하는지 살펴보고, 이후에는 이를 교정하고 움직임의 질을 높이기 위한 간단한 코어 세팅법을 함께 제시해 본다.

3-1 잘못된 근육 사용으로 인해 무용수에게 빈번하게 발생하는 부상 및 보상근육 발달

무용수들은 아름다운 동작을 위해 엄청난 양의 훈련과 유연성을 기르지만, 이러한 노력은 때로는 독이 되어 여러 신체적 문제점을 야기하기도 한다. 특히 과도한 유연성은 오히려 신체의 안정성을 해치고 통증을 유발하는 원인이 될 수 있다. 예를 들어, 다리를 앞으로 드는 드방(Devant)이나 옆으로 드는 알레스콩드(À la Seconde) 동작을 위한 과도한 햄스트링과 내전근 스트레칭은 몸의 중심축을 불안정하게 만들 수 있다. 이는 단순히 동작의 불안정성을 넘어, 점프를 하거나 허리를 뒤로 젖히는 캄브레(Cambré) 동작을 할 때 과도한 허리 긴장을 유발하고 통증으로 이어질 가능성이 크다. 이에 무용수들이 흔히 겪는 신체적인 문제점들이 무엇인지, 그리고 이러한 문제점들이 어떤 통증이나 기능 부전을 초래하는지 자세히 알아보고자 한다.

1. 내전근 약화

무용수에게 내전근(Adductor muscles)은 단순히 다리를 안쪽으로 모으는 근육 그 이상이다. 이 근육은 장요근(Iliopsoas)과 협력하여 우리 몸의 중심축을 형성하고 유지하는 데 결정적인 역할을 한다. 나아가 몸을 앞뒤로 움직일 때조차도 안정적인 균형을 잡아주는 중요한 근육이다. 하지만 아름다운 다리 라인과 유연한 동작을 위해 과도하게 내전근을 스트레칭 할 경우, 오히려 근육이 약화될 수 있다.

약화된 내전근은 심각한 문제를 야기하는데, 예를 들어, 한 발로 서거나 움직일 때 몸이 옆으로 쉽게 밀려나는 현상을 경험할 수 있다. 이는 약해진 내전근이 중심축을 제대로 잡지 못하기 때문이다. 그로 인해 중심축을 잃은 몸은 균형을 되찾기 위해 다른 근육에 과도한 부담을 주게 된다. 결과적으로 종아리 근육(Calf muscles)의 과도한 긴장이나 허리 척추 주변 근육의 과긴장을 유발하여 통증과 부상으로 이어질 수 있다. 결국, 지나친 유연성 추구는 오히려 신체 불균형과 통증의 악순환을 초래할 수 있다.

2. 햄스트링 약화

햄스트링(Hamstring)은 허벅지 뒤쪽에 위치한 근육으로, 고관절 신전과 슬관절 굴곡이라는 중요한 기능을 담당한다. 특히 발레에서 아라베스크처럼 다리를 높이 뒤로 들어 올리는 동작에서는 대둔근과 함께 강력하게 작용하여 다리를 지지한다. 하지만 내전근과 마찬가지로 햄스트링도 과도한 스트레칭으로 인해 약화될 수 있다. 햄스트링이 약해지면 고관절 신전 기능이 저하되어, 아라베스크 시 다리를 충분히 높이 들기 어려워진다. 이때 무용수는 원하는 높이를 만들기 위해 척추기립근(허리 근육)을 과도하게 사용하게 된다. 문제는 척추기립근을 사용해 다리를 높이 들려면 상체를 앞으로 기울여야 한다는 점이다. 이러한 자세는 코어 근육의 작동을 방해하여, 결국 허리에 불필요한 부담과 긴장을 가중시키고 통증으로 이어질 수 있다. 즉, 햄스트링의 약화는 단순히 다리 높이의 문제를 넘어, 몸 전체의 균형과 안정성을 해치는 원인이 된다.

3. 흉곽(rib cage) 들림

무용수들은 파세(Passé)와 같은 동작에서 더 길고 우아해 보이기 위해 노력한다. 하지만 일부 무용수들은 이를 위해 흉곽(갈비뼈)을 과도하게 들어 올리고 허리를 긴장시키는 방식으로 자세를 취하기도 한다. 하지만 이렇게 흉곽이 들리게 되면, 호흡을 담당하는 핵심 근육인 횡격막의 기능이 제한될 수밖에 없고, 이는 결국 코어 근육의 약화로 이어지는 치명적인 결과를 낳는다. 약해진 코어는 몸의 중심을 제대로 지탱하지 못하게 만들고, 이로 인해 다리를 들어 올리거나 점프할 때 또는 회전 동작을 할 때 척추(허리)에서부터 목까지 과도한 긴장을 유발하게 된다.

결과적으로 이러한 흉곽 들림과 코어 약화는 발레 동작에서 뻣뻣하고 로봇처럼 각진 움직임을 만들어내며, 유연하고 흐르는 듯한 무용의 아름다움을 저해한다. 동시에 만성적인 허리와 목 통증의 원인이 될 수 있다.

4. 업(up) 시의 발가락 과사용

무용수에게 발은 백조의 목처럼 우아하고 유려한 아치를 만들어야 하는 중요한 신체 부위이다. 발레는 이러한 과도한 발의 사용, 특히 발가락 굽힘근(toe flexors)의 강한 사용을 요구하며, 이를 통해 아름다운 아치 라인을 만든다. 문제는 발가락 굽힘근 사용에 너무 익숙해지면 오히려 다른 중요한 근육의 기능을 억제하게 된다는 점이다.

특히 발목을 아래로 굽히는 저측굴곡(Plantar Flexion) 동작의 주요 근육인 비복근(Gastrocnemius)의 기능이 제한될 수 있다. 비복근은 발목의 저측굴곡뿐만 아니라 무릎을 구부리는 기능(슬관절 굴곡)도 담당하는 중요한 근육이다. 그런데 발가락 굽힘근에만 의존하여 비복근이 제대로 사용되지 않으면, 무릎을 구부리는 동작에도 관여하는 햄스트링(Hamstring) 또한 기능 제한을 겪게 된다.

결과적으로, 발레의 업 동작 시 발의 작은 근육들만으로 체중을 지지해야 하는 상황이 발생한다. 이는 발의 피로도를 극도로 높이고, 장기적으로는 발과 발목의 손상 위험성을 크게 증가시키는 원인이 된다. 아름다운 발의 아치를 추구하는 과정에서 전체적인 발과 다리 근육의 균형이 깨지면서 발생하는 위험한 문제점이라 할 수 있다.

무용수들은 앞서 언급된 네 가지 문제(내전근 약화, 햄스트링 약화, 흉곽 들림, 발가락 과사용) 외에도 다양한 손상 메커니즘과 보상 운동에 노출되어 있다. 이처럼 몸의 불균형이 쌓이면 결국 부상으로 이어질 수 있다.

따라서 무용수들은 단순히 무용 기술 연습에만 몰두할 것이 아니라, 자신의 움직임 제한이나 관절 및 근육의 기능 제한을 면밀히 파악해야 한다. 그리고 부족한 부분을 채워줄 수 있는 맞춤형 운동을 꾸준히 수행함으로써, 비로소 더욱 아름답고 강한 움직임을 만들어낼 수 있을 것이다.

3-2 PLIE 훈련 전 파워하우스를 느끼는 코어 세팅법

⦿ 방법 1. 누워서 코어와 등 연결 유지하기

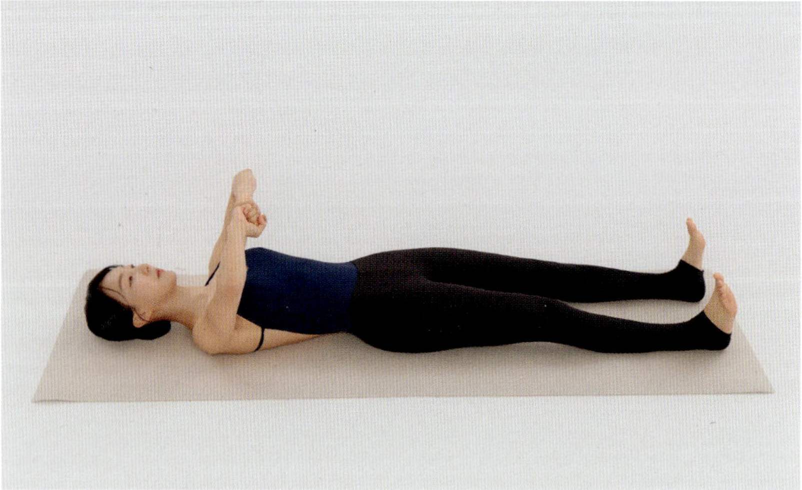

1. 바닥에 등을 대고 누워 두 다리를 골반 너비로 벌리고 뒤꿈치로 바닥을 살짝 눌러준다. 두 손은 가볍게 주먹을 쥐고 맞댄 상태에서 서로 밀어내며, 복부와 등에 긴장감을 유지한다.

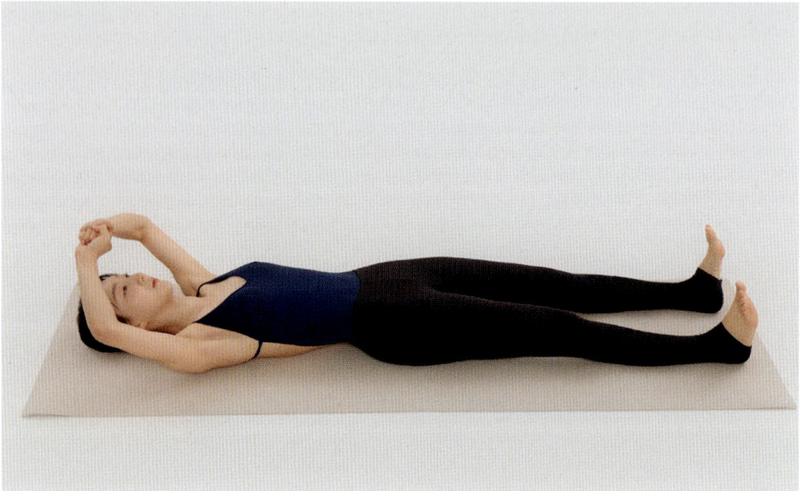

2. 복부의 긴장을 유지한 상태로 천천히 두 팔을 머리 위로 들어 올린다.

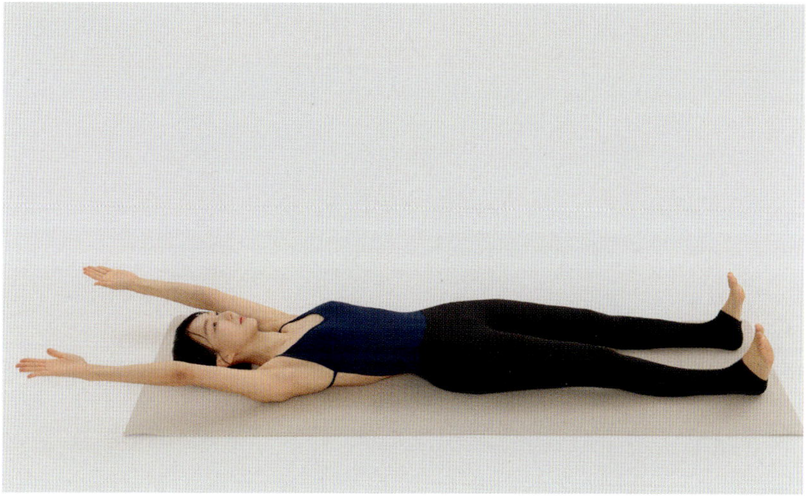

3. 두 팔을 만세 자세로 길게 뻗으며, 허리와 등까지 자연스럽게 길어지는 느낌을 유지한다. 이때 복부의 힘을 놓치지 않도록 집중한다.

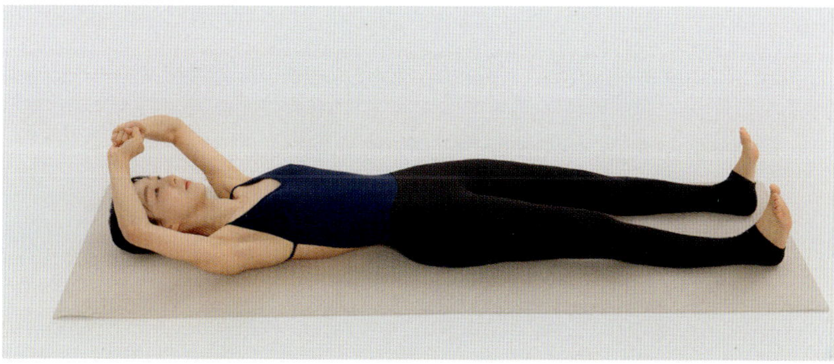

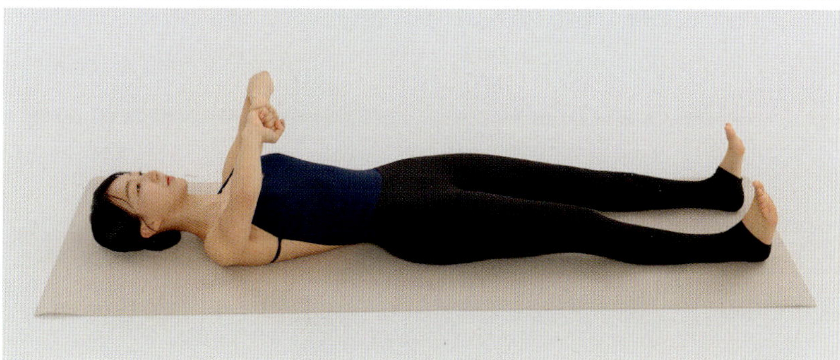

4, 5. 다시 주먹을 모으며 천천히 준비자세로 돌아온다.

TIP: 동작이 어렵거나 자극이 약하다면, 양손에 가벼운 아령이나 무게감 있는 물체를 들고 수행하면 더 효과적이다.

⊙ 방법 2. 서 있는 상태에서 코어를 느끼는 기본 동작

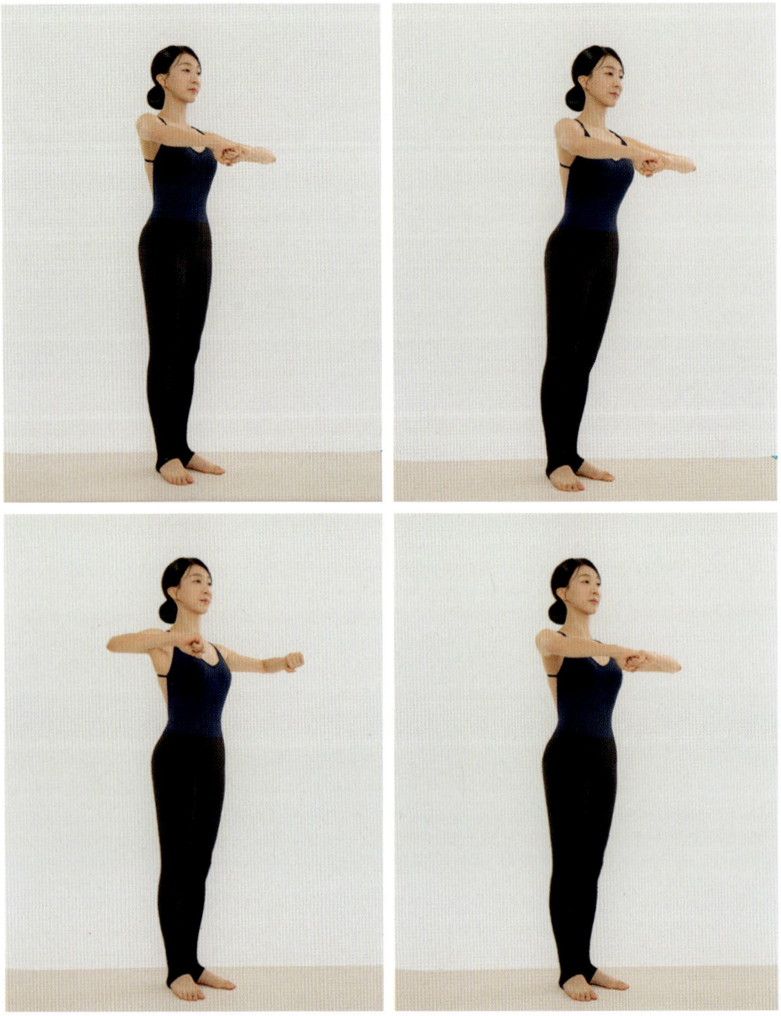

1. 두 발의 뒤꿈치를 붙이고 발끝이 약간 바깥을 향하도록 하여 작은 턴 아웃 자세로 선다. 두 손은 가볍게 주먹을 쥐고 손등을 맞댄 상태에서 서로 밀어내며 팔꿈치를 바닥을 향해 부드럽게 눌러주며 코어를 끌어당긴다.
2. 천천히 몸의 중심을 앞뒤로 이동하며 무게중심을 가운데 위치의 중심점을 찾는 감각을 익혀 준다.
3. 균형이 잡히면 날개뼈 사이를 넓게 펴는 느낌으로 등과 복부의 연결에 집중하고, 등과 코어의 연결을 유지한 채 팔꿈치를 바깥쪽으로 열어 손등을 살짝 떼어낸다.
4. 다시 천천히 두 손의 손등을 맞대며 준비자세로 돌아온다.

Tip: 중심을 찾을 때는 발 위에 골반, 몸통, 머리가 수직으로 쌓여 있는 느낌을 떠올려 본다. 하나의 기둥처럼 정렬된 중심축을 이미지를 그리며 무게가 바르게 내려가는 감각을 느낀다.

⊙ 방법 3. 앉은 상태에서 코어를 느끼는 기본 동작

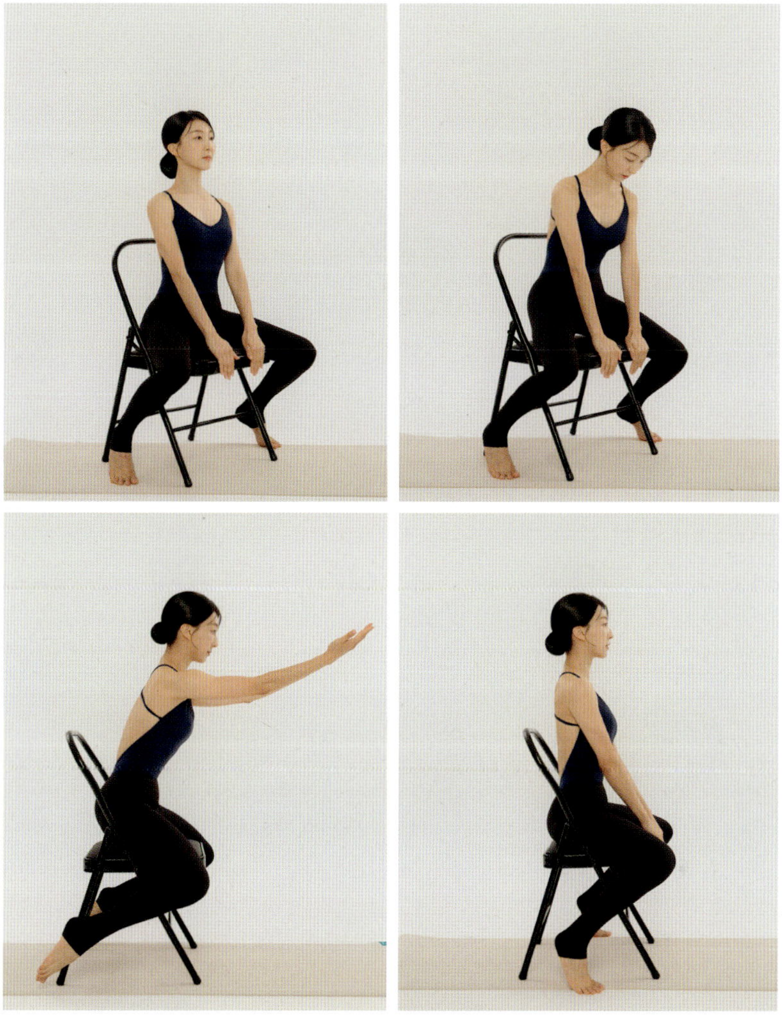

1. 의자에 걸터앉아 다리를 편안하게 벌린 채 무릎 안쪽이 의자에 닿도록 살짝 안으로 모은다.
2. 두 손으로 의자 끝을 잡고 몸 쪽으로 부드럽게 당겨 등을 길고 동그랗게 만들어 준다.
3. 허리부터 정수리까지 길게 늘어나는 느낌을 유지하며 복부 깊은 곳의 힘을 느껴본다.
4. 코어의 힘을 충분히 느꼈다면 손을 천천히 떼고 발에서 머리까지의 중심 연결을 유지한다.

Tip: 코어의 연결이 안정적으로 느껴진다면, 발을 바닥에서 살짝 떼고 의자의 지지 없이 양팔을 앞으로 뻗은 상태로 동작을 진행해 본다. 몸 중심으로부터 움직임이 이어지는 느낌을 놓치지 않도록 집중한다.

⊙ 방법 4. 엎드린 자세에서 코어 세팅하기

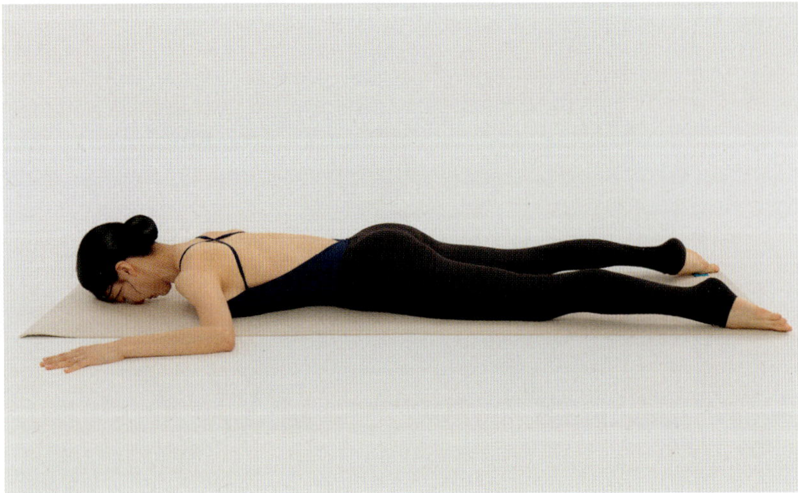

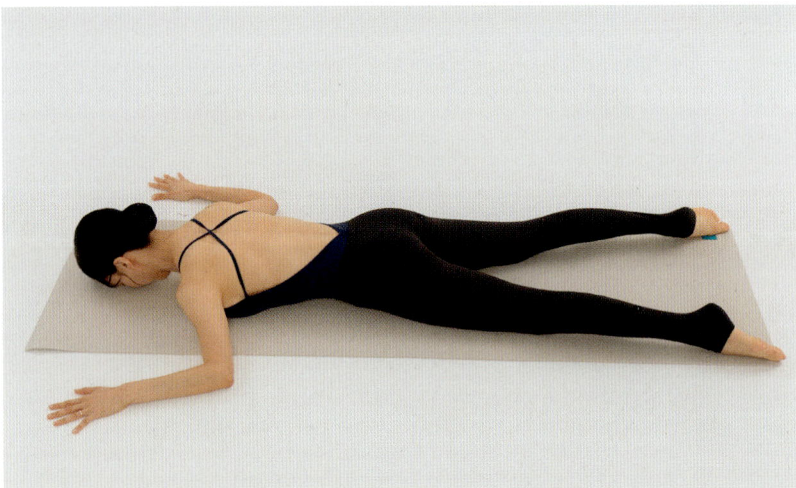

1. 바닥에 가슴을 대고 엎드린다. 두 팔은 구부려 어깨 옆으로 벌리고, 다리는 골반 너비로 벌려 길게 뻗어준다. 이때 엉덩이에 불필요한 긴장이 들어가지 않도록 주의한다.
2. 손바닥으로 바닥을 눌러 바깥쪽으로 밀어내며 등을 펴주었다가, 가슴 쪽으로 손을 살짝 끌어당기면서 복부의 깊은 곳까지 연결되는 느낌을 만들어준다.

TIP: 두 팔의 위치가 너무 위로 올라가면 코어 자극이 줄어들 수 있으니, 팔이 몸에서 너무 멀어지지 않도록 한다.

MOVEMENT PLIE METHOD

4 CHAPTER

PLIE로 움직이기

4 CHAPTER

PLIE로 움직이기

이 장은 다섯 개의 소주제로 나뉘어 구성되어 있지만, 각각의 훈련은 앞서 소개한 PLIE 메소드의 네 가지 원리 Press(누르기), Lengthen(길게 늘리며 유지하기), Inner Spiral(신체의 중심에서부터 시작하여 밖으로 확장하는 나선형의 움직임 원리를 의미), Elasticity(반동을 이용한 탄력적인 움직임)를 근간으로 하여 설계되었다.

각 소주제는 신체의 특정 기능이나 부위에 초점을 맞추고 있으나, 그 순서는 절대적인 것이 아니며, 동작을 구성함에 있어 PLIE 메소드의 원리를 유기적으로 적용하고자 한 점이 핵심이다. 학습자는 이 훈련들을 통해 자신의 신체 감각을 점진적으로 깨우고, 정렬과 중심에 대한 인식을 깊이 있게 체화할 수 있다. 나아가, 개별 훈련에 익숙해진 이후에는 각각의 동작들을 연계하여 하나의 시퀀스로 구성함으로써, 좀 더 실질적인 움직임의 흐름으로 확장해 나갈 수 있을 것이다.
이 책이 제안하는 훈련은 고정된 형식이 아닌, 각자의 몸에서 출발하는 감각 중심의 탐구이며, 이를 통해 보다 자유롭고 효율적인 무용 훈련의 방향을 제시하고자 한다.

4-1 코어를 중심으로 한 몸통 제어 및 안정성 강화: 동작의 효과

여기서는 발레 동작의 기초라 할 수 있는 '풀업(Pull-up)' 개념을 중심에 두고 구성하였다. 풀업은 신체를 아래로 지지하는 힘과 위로 끌어올리는 힘이 동시에 작용하는 상태로, 정렬 유지와 중심 제어의 핵심 원리이다.
본 시퀀스는 복부 중심의 활성화, 즉 파워하우스를 기점으로 하여 신체 전체의 정렬 감각을 체계적으로 길러내는 것을 목표로 한다.

시작은 발바닥으로 밴드를 밀어내며 발끝부터 머리까지 이어지는 정렬을 감각적으로 인식하는 훈련이다. 이후 다리를 들어 올리거나 트위스트하는 다양한 변형 동작들을 통해, 처음에 세운 정렬을 무너지지 않도록 유지하며 점진적으로 통제 능력을 확장할 수 있도록 구성하였다. 이러한 과정은 움직임을 수행하면서도 중심이 흐트러지지 않도록 돕고, 코어-엉덩이-다리 간의 협응을 강화하여 데벨로페나 아라베스크 같은 확장 동작에서 더욱 안정적인 밸런스를 가능하게 한다.

뿐만 아니라, 회전과 방향 전환이 많은 피루엣이나 파드브레 동작에서도 체간의 흔들림을 줄이고, 몸통과 팔다리의 연결을 부드럽게 유지할 수 있도록 제어하는 능력을 향상시킨다. 지지면이 불안정한 상황에서도 몸통과 골반의 정렬을 유지할 수 있도록 닐링, 플랭크, 스탠딩 등 다양한 포지션의 동작으로 구성하였고, 이를 통해 회전에 도움이 되는 복사근을 중심으로 하는 측면 코어 근육의 안정화 및 조절 능력도 함께 기를 수 있다.

결과적으로, 몸통 중심의 안정성과 제어 능력을 기초부터 체득하도록 하며, 코어 통합력을 바탕으로 움직임의 방향성, 정렬, 밸런스를 일관되게 유지할 수 있도록 한다. 이는 회전, 도약, 방향 전환 등 모든 발레 동작에서 선과 중심을 안정적으로 구현하는 데 결정적인 기반이 될 것이다.

〈본 시퀀스를 통해 학습자는 다음과 같은 핵심 능력을 기르게 된다〉

- 몸통 중심의 정렬과 제어력 향상
- 코어 통합력 기반의 움직임의 방향성 유지
- 동작 전환 시 흔들림 없는 밸런스
- 회전, 도약, 방향 전환 등 고난이도 발레 동작에서의 안정성 확보

1. 기본동작 I (누운 자세에서 코어와 정렬 인식)

⊙ 동작 1.

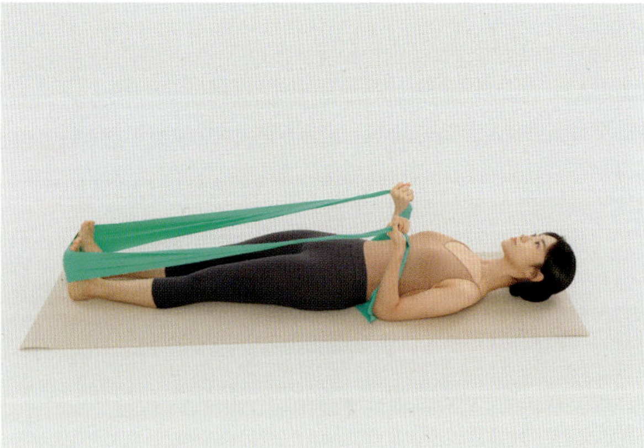

1. 발에 밴드를 감고, 무릎을 편 상태로 바닥에 눕는다. 발바닥으로 밴드를 밀어내어 다리 힘이 아닌 코어의 연결에 집중한다.

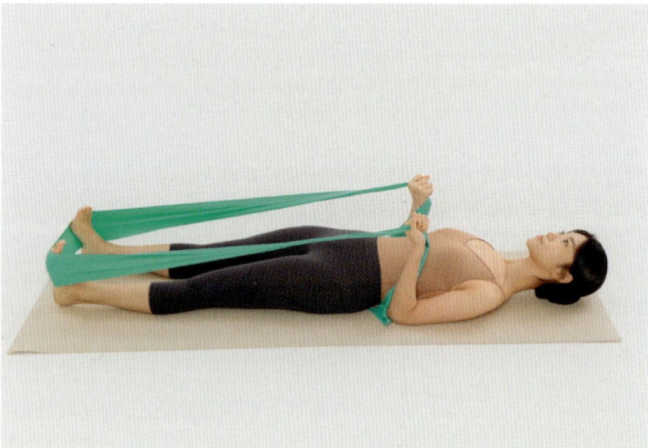

2. 두 다리를 골반 너비만큼 벌려주며 밴드를 잡은 손을 천천히 몸 쪽으로 당겨준다. 이때 팔보다는, 몸통 바깥쪽 근육, 특히 복부와 옆구리에 집중한다.

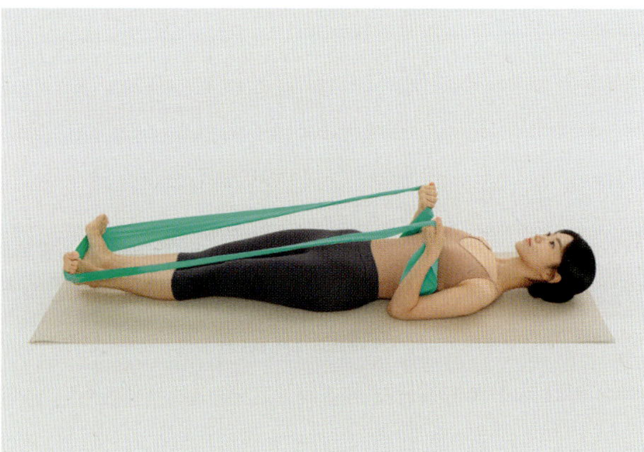

3. 발을 돌려 턴 아웃(발을 바깥쪽으로 회전하는 동작)을 시도하고, 천천히 뒤꿈치를 모아준다. 이때 코어 깊숙한 안쪽의 근육들이 수축되며 힘이 전달되는 느낌을 받아야 한다.

⊙ 동작 2. 코어와 다리의 연결 강화

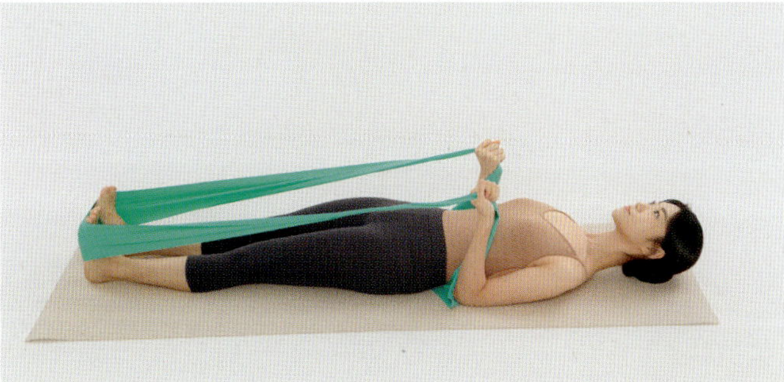

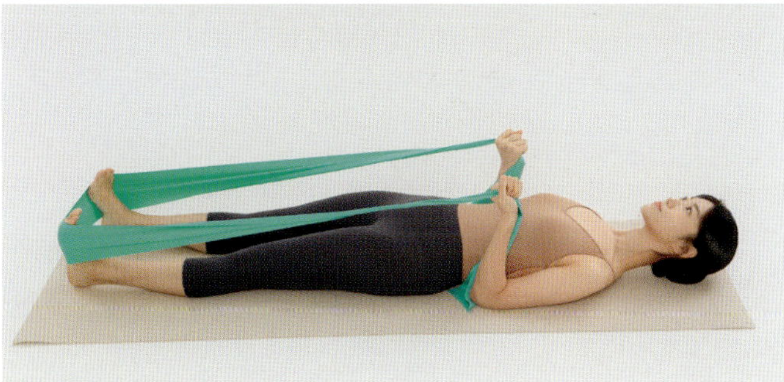

1. 위 1번 자세를 유지한 상태에서 한쪽 다리를 천천히 들어 올리며, 발끝을 길게 뻗는다.

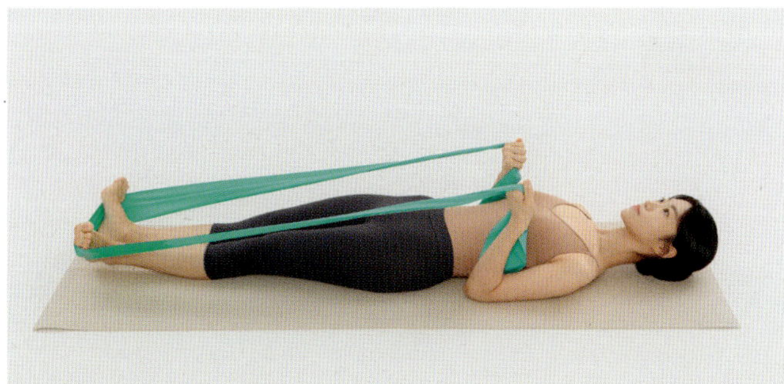

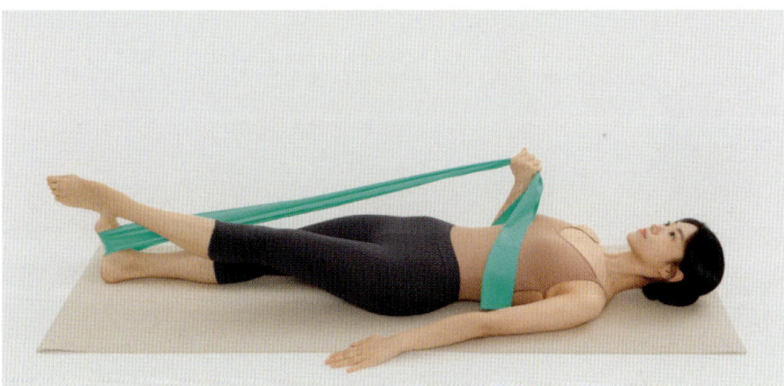

2. 다리를 들어 올린 쪽의 밴드를 반대손으로 넘겨 가볍게 잡아당겨, 지탱하는 다리 쪽 몸통과 코어에 깊은 자극을 유도한다.
3. 다리를 들어 버티는 동안, 코어와 엉덩이 근육에 집중하며 3~5초 정도 유지한다.
4. 양쪽 다리를 번갈아 가며 들어 올리고 버티는 동작을 반복하면서, 코어와 하체 근육(특히 엉덩이와 다리)의 연결을 강화하는 데 집중한다.

⊙ 동작 3.

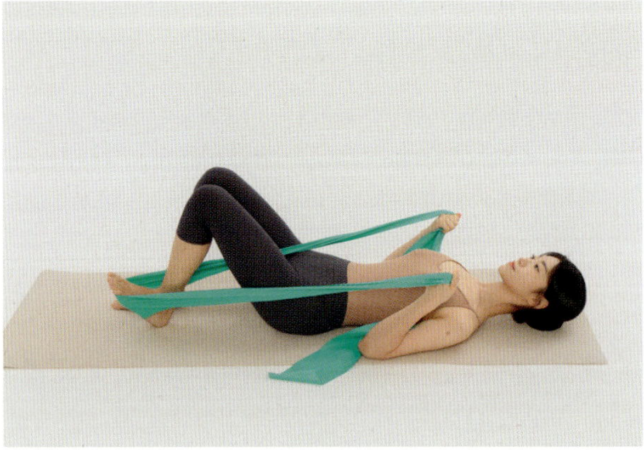

1. 한쪽 발 아치에 밴드를 감고, 양손으로 밴드 양 끝을 잡은 상태에서 무릎을 골반 너비로 구부려 바닥에 눕는다.
2. 팔꿈치로 바닥을 단단히 눌러 고정한 채, 밴드를 안정적으로 잡을 수 있도록 한다.

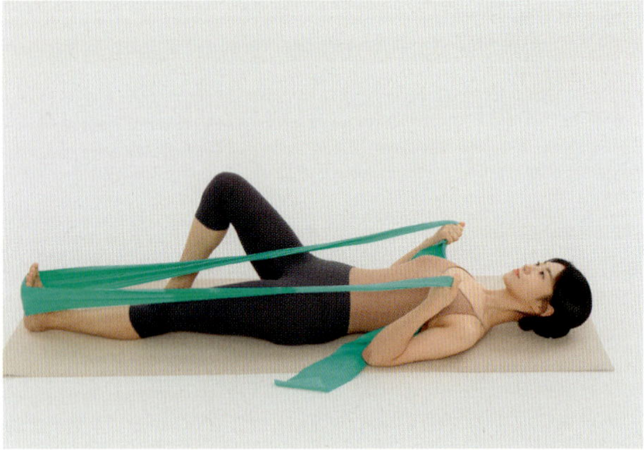

3. 밴드를 감은 다리로 바닥을 밀어 천천히 길게 뻗는다. 이때 몸통은 다리와 반대 방향으로 끌어당기듯 저항을 만들어 중심을 유지한다.

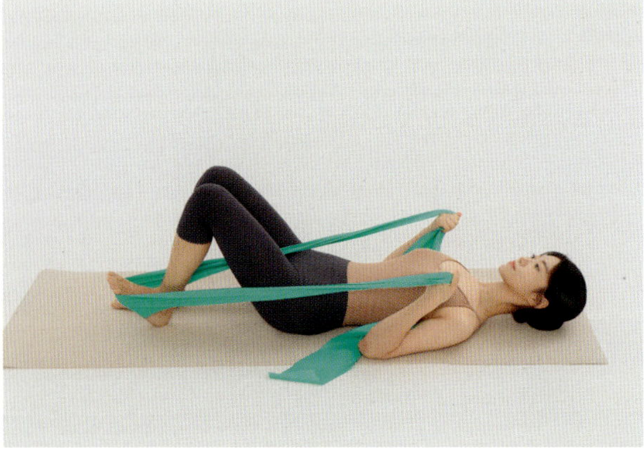

4. 다리를 다시 접어 돌아올 때에도 코어의 긴장이 풀리지 않도록 유지하며, 몸통의 안정성을 끝까지 유지한다.

2. 기본동작 II(갈비뼈와 골반의 연결 인식 & 코어 안정성 강화)

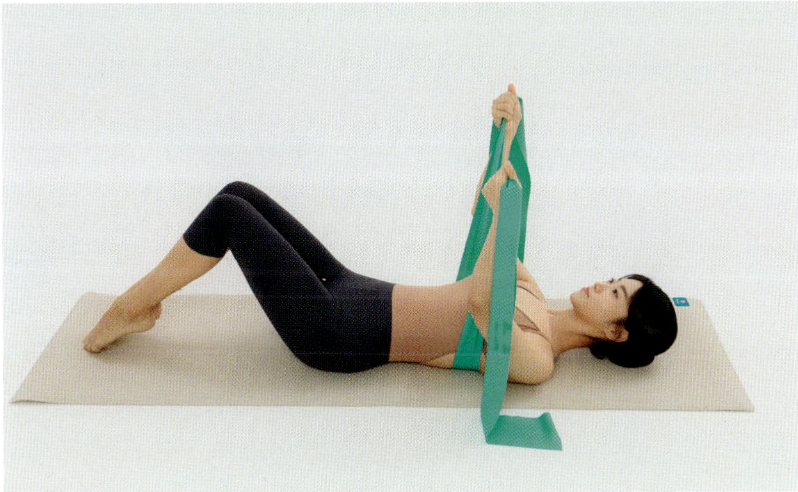

1. 밴드를 갈비뼈 주위에 부드럽게 감싸고 양손으로 양끝을 잡은 채 바닥에 편안히 눕는다. 두 다리는 모은 상태로 무릎을 구부리고, 발끝만 바닥에 가볍게 닿도록 한다.

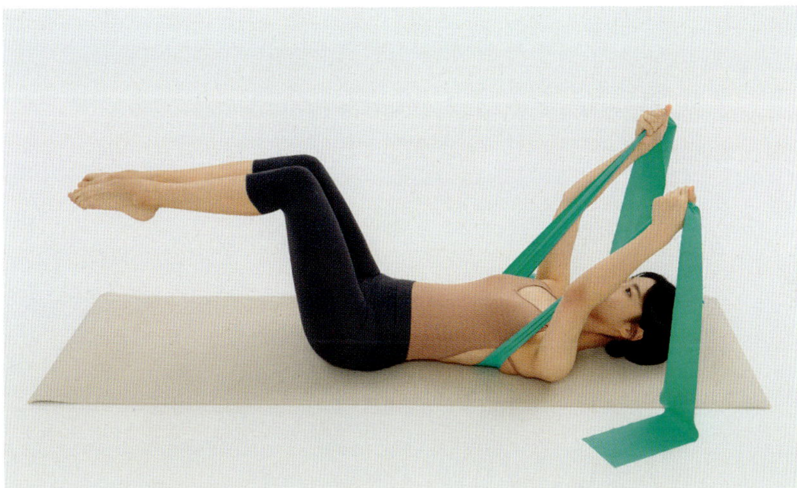

2. 내쉬는 숨에 밴드를 머리 쪽으로 살짝 당기며 갈비뼈를 받치듯 지지한다. 동시에 두 다리를 들어 테이블탑 자세를 만든다. 이때 다리를 단순히 들어올리는 것이 아닌, 몸통 깊은 곳에서 당겨오는 느낌으로 진행하며, 허리가 과도하게 바닥에 눌리지 않도록 코어의 탄력을 유지한다.

3. 기본동작 III(엉덩이와 코어의 활성화)

⊙ 동작 1.

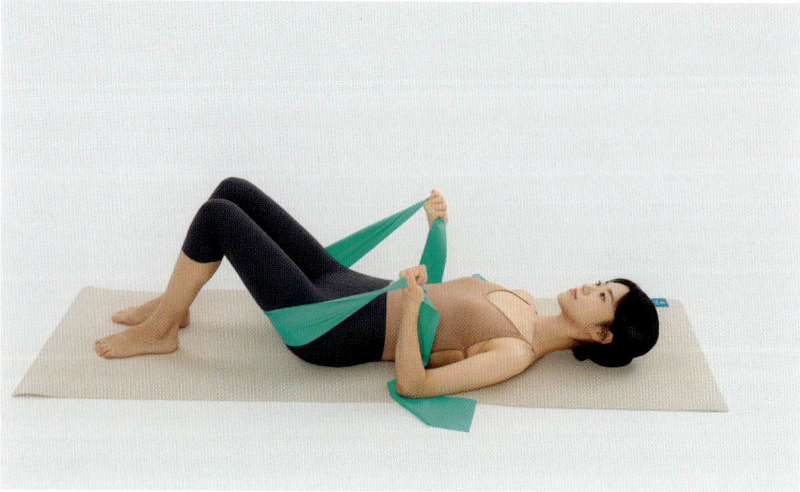

1. 밴드를 엉덩이 부분에 감고, 양손으로 밴드의 끝을 잡은 채 바닥에 눕는다. 엉덩이로 밴드를 밀어내어 저항을 준다. 이때 골반이 과도하게 앞이나 뒤로 기울어지지 않도록 주의하며, 중립 위치를 잡아준다.

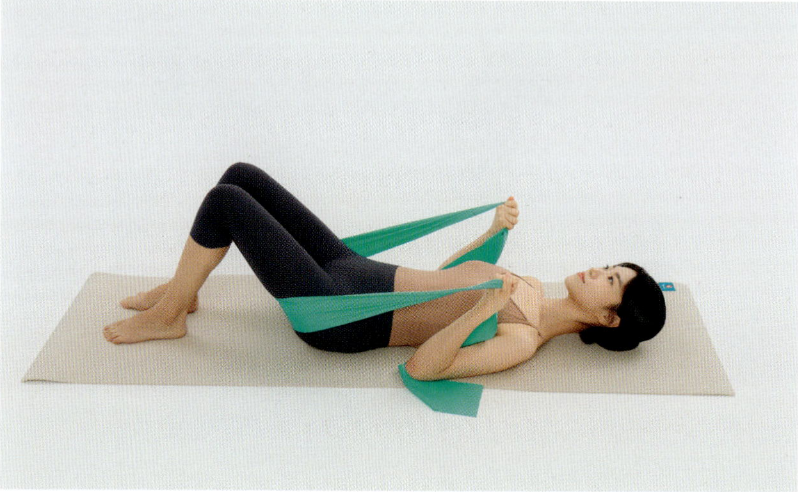

2. 양손으로 밴드를 잡고 천천히 몸 쪽으로 당기면서, 갈비뼈를 모은다는 느낌으로 복부를 조여 코어의 힘을 집중시킨다. 이때 팔보다는 코어와 등 근육을 활용해 힘을 전달하는 것이 중요하며, 팔의 힘이 아닌 상체와 코어에서 나오는 힘을 집중적으로 느껴야 한다.

⊙ 동작 2. 정렬 유지와 움직임 제어

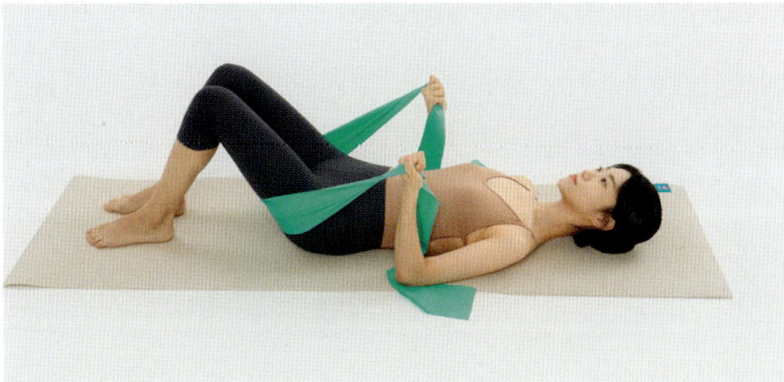

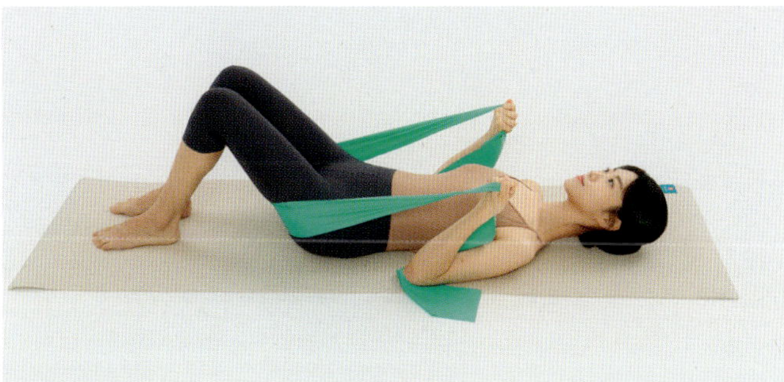

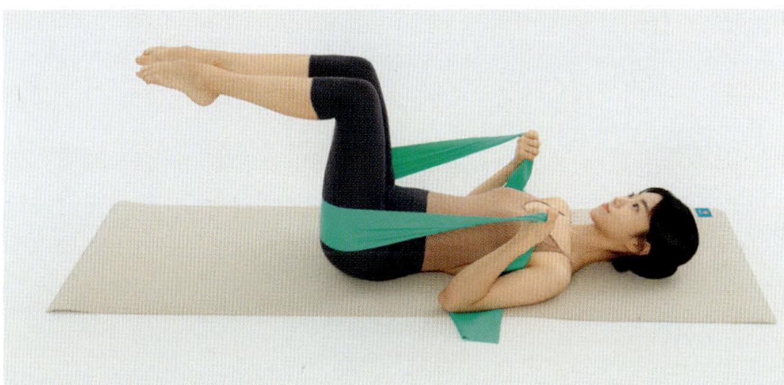

1. 위 2번 동작에서 두 다리를 접어 테이블 탑 자세(무릎을 90도로 접어 엉덩이 위에 위치시키는 자세)로 시작한다. 한쪽 다리를 천천히 앞으로 뻗는다.

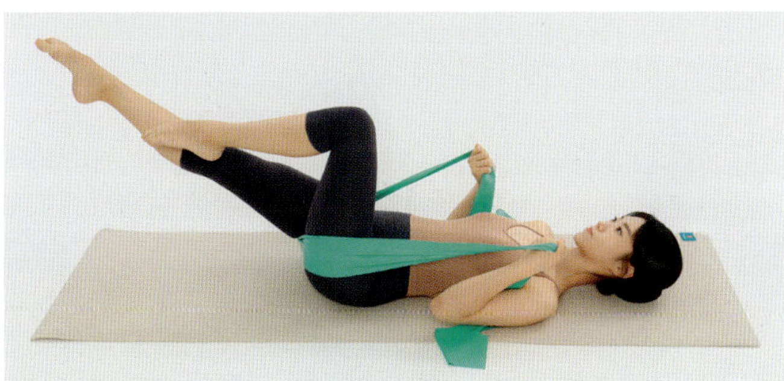

2. 이때, 뻗은 다리와 반대 방향에 있는 밴드를 몸 쪽으로 더 잡아당기며, 코어(특히 복사근)의 힘을 느껴본다.
3. 중심을 흐트러뜨리지 않으며, 반대쪽 다리도 같은 방법으로 번갈아 가며 5~10회 정도 반복한다.

⊙ 동작 3.

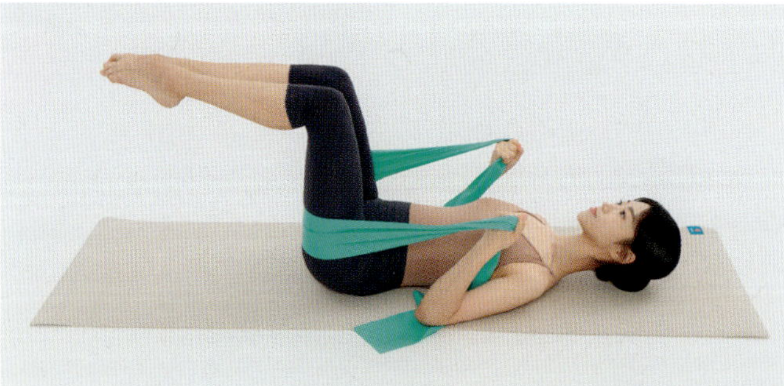

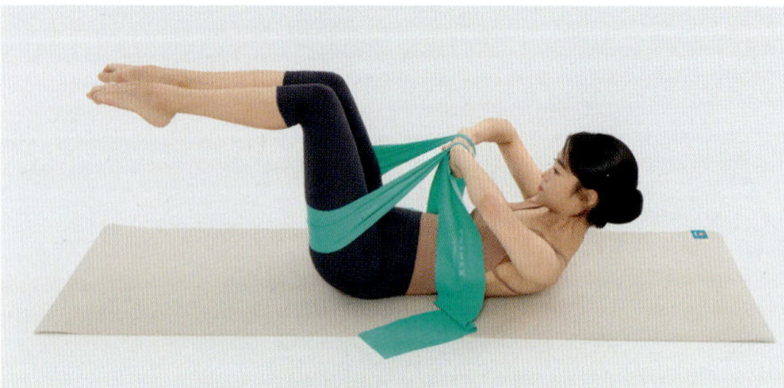

1. 위 2번 동작에서 두 다리를 접어 테이블 탑 자세(무릎을 90도로 접어 엉덩이 위에 위치시키는 자세)로 시작한다.
2. 가볍게 주먹을 쥐고, 팔꿈치를 접어 두 손 등을 맞대 코어의 자극을 느껴본다.

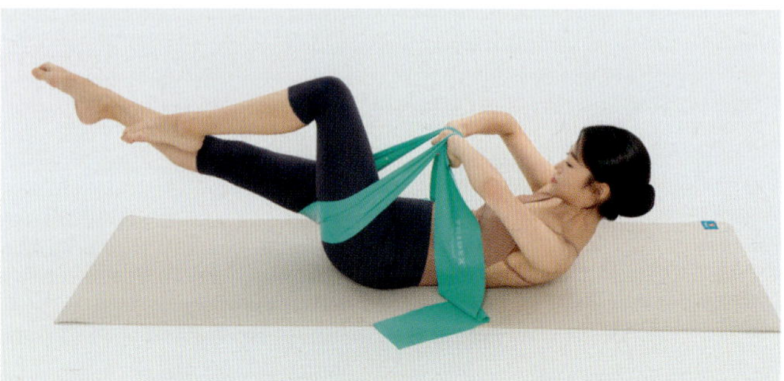

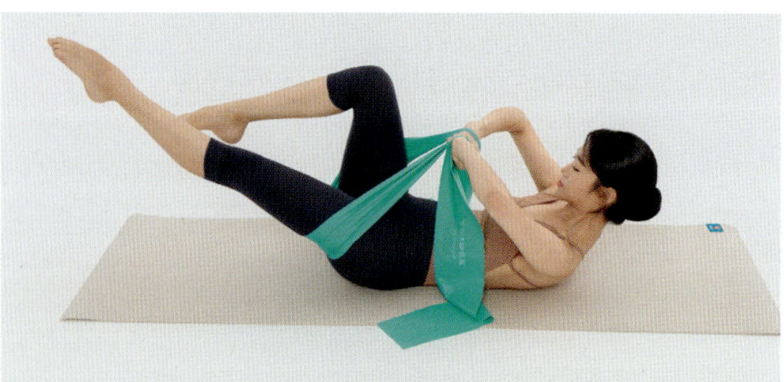

3. 날개뼈 끝자락이 바닥에서 들릴 정도로 상체를 들어 올린다.
4. 다리를 오른쪽, 왼쪽 번갈아 가며 앞으로 뻗는다. 이때 몸통이 흔들리지 않도록 코어에 집중한다.

⊙ 동작 4. 전신의 신장감과 정렬 강화

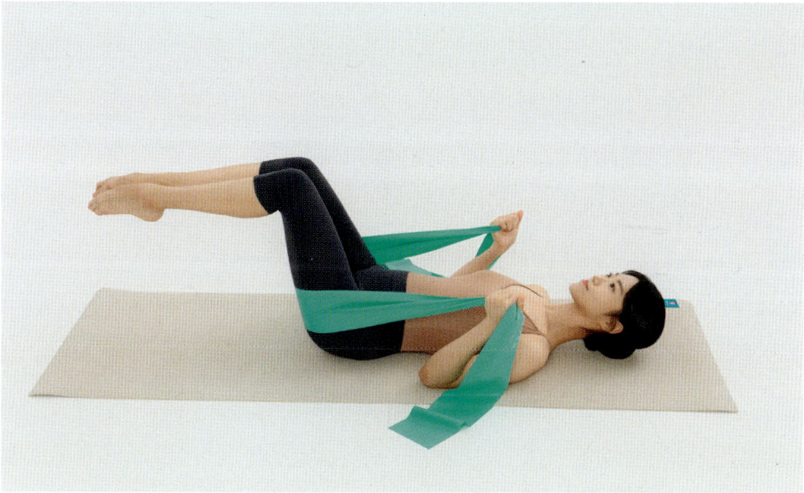

1. 두 다리를 접어 테이블탑 자세(무릎을 90도로 접어 엉덩이 위에 위치)로 준비한다.

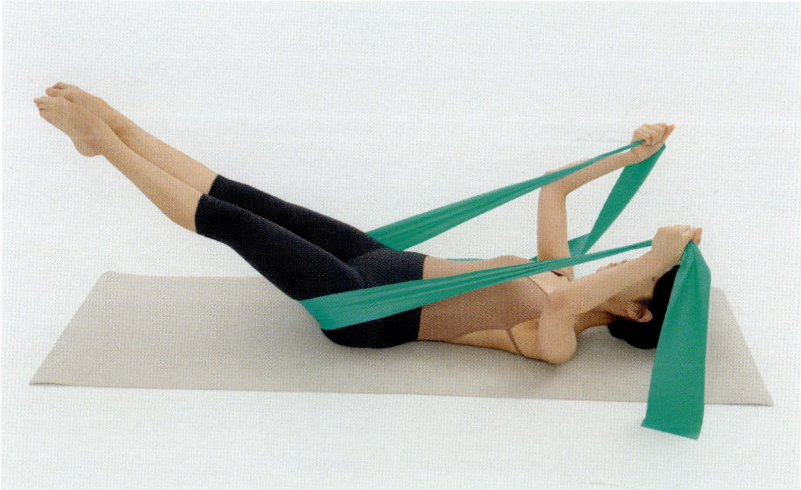

2. 두 다리를 길게 뻗으며, 팔꿈치를 접은 두 손은 머리 방향으로 당겨준다. 이때 밴드는 느슨하게 유지해, 강도를 낮추고 코어에 집중할 수 있도록 한다.
3. 머리와 다리는 몸통에서부터 길어진다는 느낌으로 버틴다. 전신의 신장감을 느끼며 정렬을 유지해 준다.

⊙ 동작 5. 회전 속 코어 강화

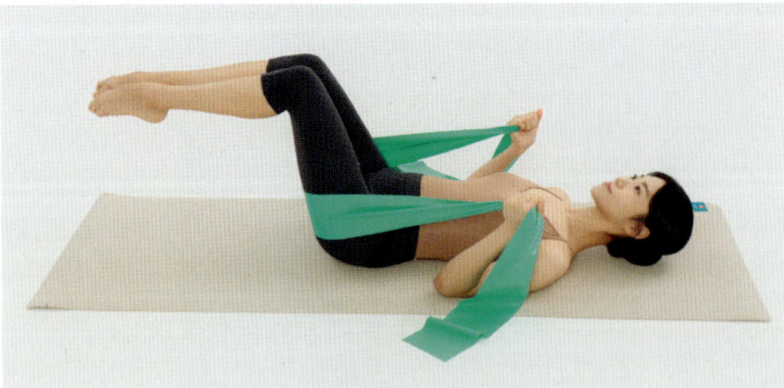

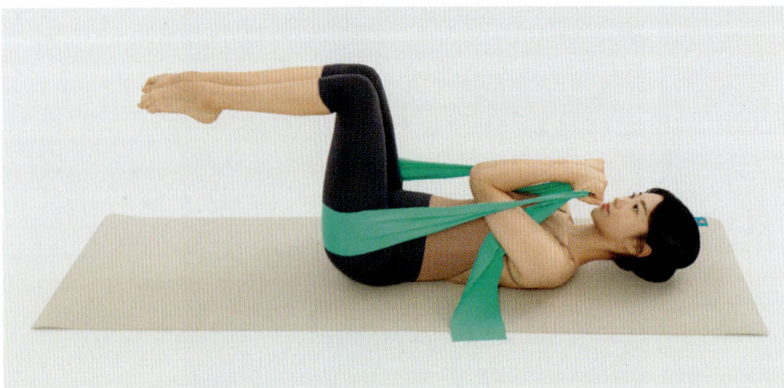

1. 테이블탑 자세에서 양손으로 밴드를 당기며 갈비뼈를 조이고 코어를 단단히 고정해 준다.

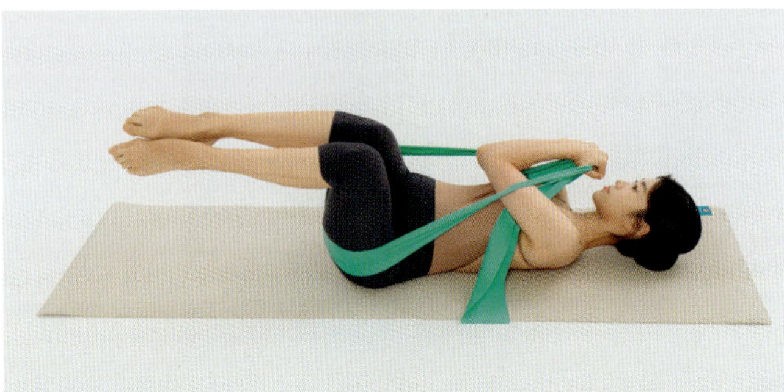

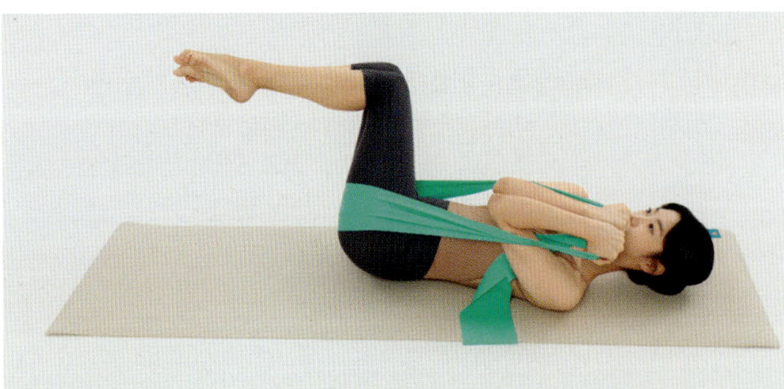

2. 팔꿈치를 가슴 앞으로 모으며 배꼽을 중심으로 상체와 하체를 서로 다른 방향으로 트위스트 하여 복사근이 수축되는 것을 느낀다.
3. 회전하는 동안 골반이 바닥에 떨어지지 않도록 유지하며 동작을 수행해야 한다.

4. 닐링 포지션

⊙ 동작 1. 무릎을 구부린 자세의 코어 강화

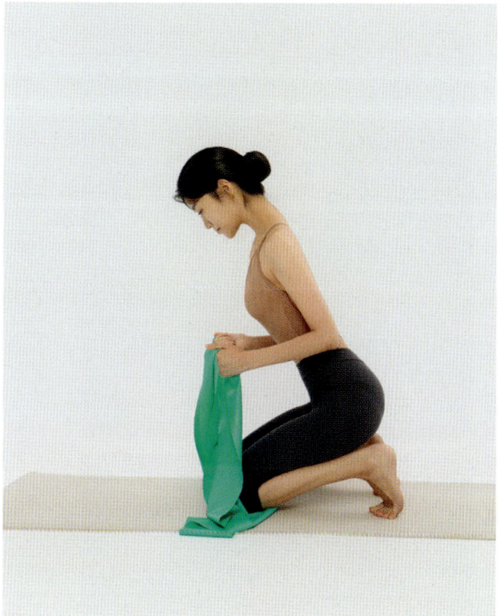

1. 다리를 골반 너비로 벌리고 무릎을 11자로 정렬하여 앉는다. 밴드를 무릎 아래 감아 양손으로 잡고 시작한다.

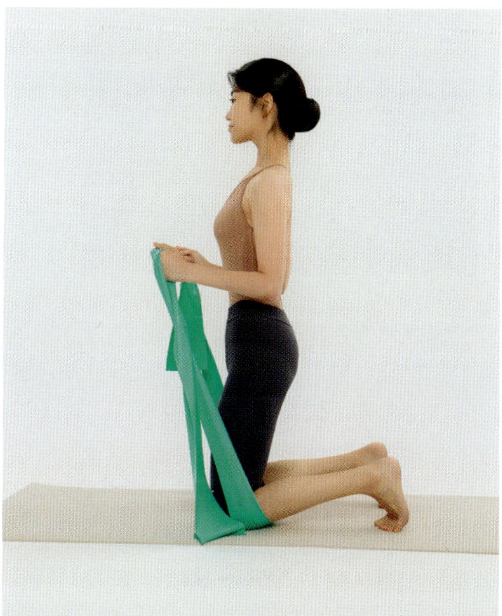

2. 골반을 펴면서 상체를 일으키고, 동시에 밴드를 당겨 몸을 세운다. 이때 팔보다는 몸통의 힘에 집중하여 코어와 엉덩이 근육이 함께 수축하는 것을 느껴야 한다.

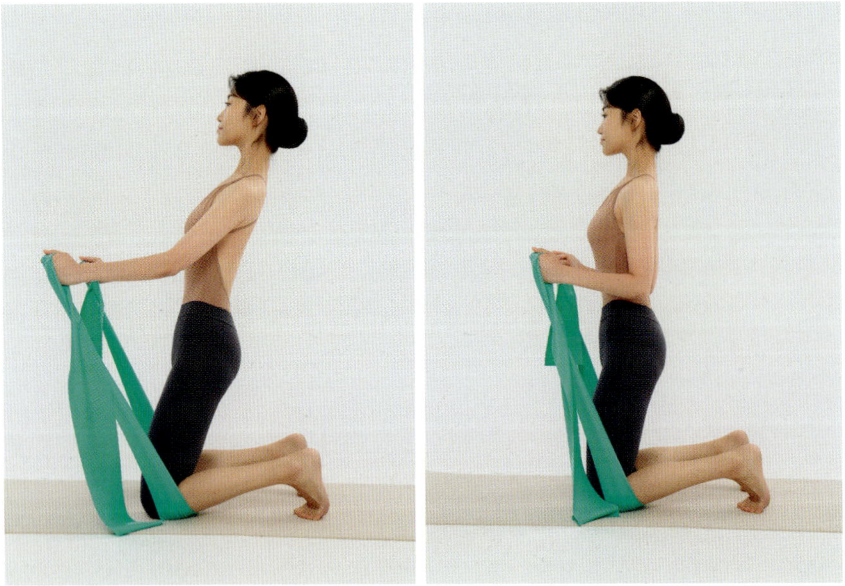

3. 상체를 뒤로 기울이며 양팔을 앞으로 뻗고, 이어서 팔꿈치를 다시 구부려 몸 쪽으로 끌어당겨 몸통을 세운다. 이때 허리가 꺾이지 않도록 주의하며, 코어와 허리 근육을 사용해 상체의 안정성을 유지한다.

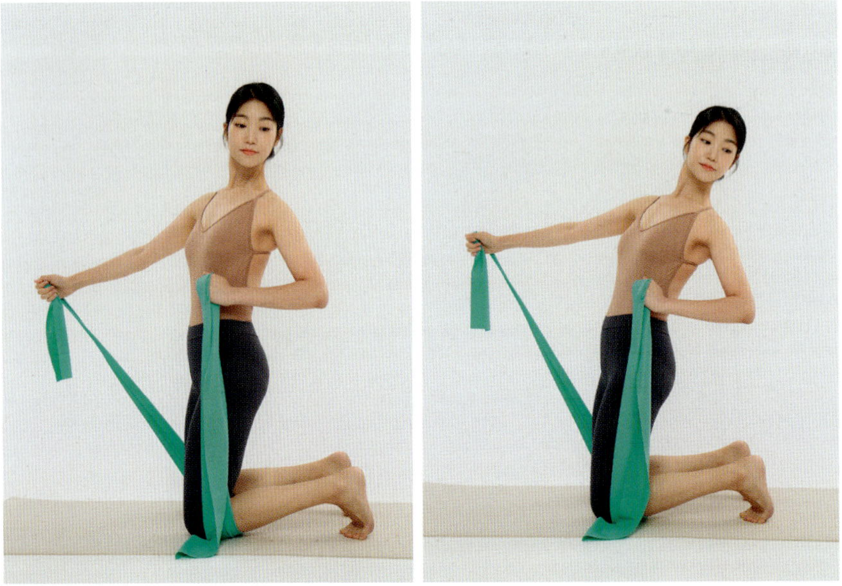

4. 몸을 회전하는 방향의 팔꿈치는 접고 반대 팔은 몸통의 앞으로 뻗으면서 상체를 회전시킨다. 상체를 살짝 들어 올리며 팔을 뻗은 방향의 복부를 더 강하게 느낀다.

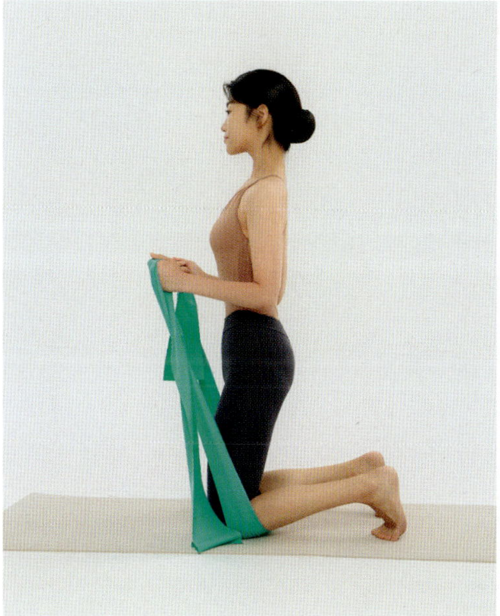

5. 회전하는 과정에서도 코어의 힘을 유지하며, 어깨와 팔꿈치에 지나치게 힘이 들어가지 않도록 조절하며 진행하고 만약 불편함이 있다면 가동범위를 줄인다.
6. 동작을 완료한 후에는 원래 자세로 돌아오며 코어와 상체의 안정성을 계속 유지해야 한다.

⊙ 동작 2. 사이드 밴드(복사근 강화)

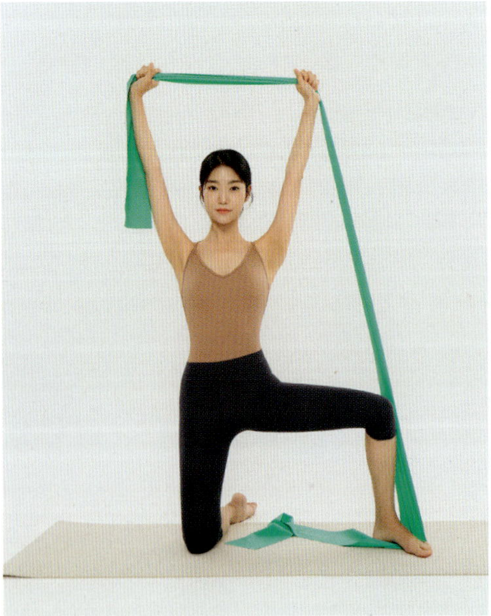

1. 양 무릎은 골반 너비로 11자로 정렬해 바닥에 꿇고, 한쪽 다리는 옆으로 열어 발목과 무릎이 90도로 수직이 되도록 정렬한다.

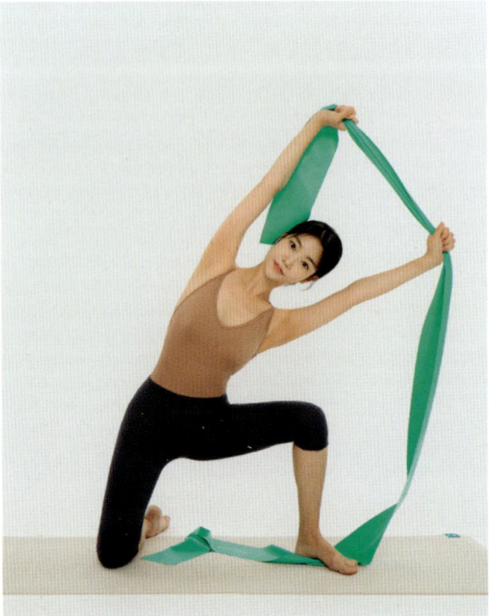

2. 열린 다리의 발 아래에 밴드를 고정한 뒤, 양손으로 밴드를 잡고 상체를 옆으로 포물선을 그리듯 부드럽게 이동시킨다.
3. 무릎을 밀며, 몸통 정렬을 유지한 채 밴드를 고정한 방향으로 상체를 이동시킨다.

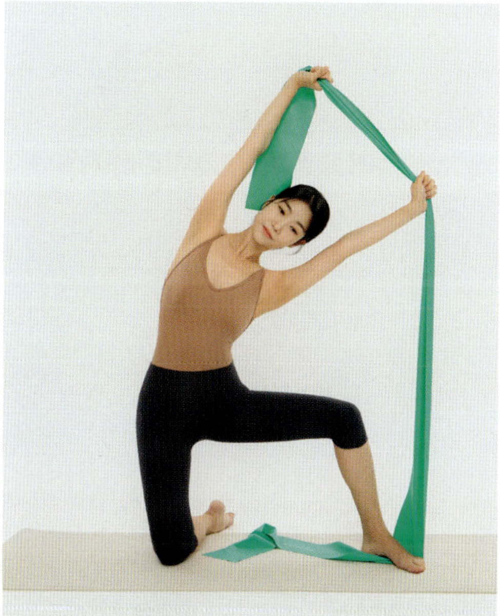

4. 무릎과 골반을 먼저 원위치로 되돌린다.
5. 밴드를 잡은 두 팔은 바깥쪽으로 길게 뻗으며, 옆구리 근육의 힘으로 천천히 상체를 끌어올린다.

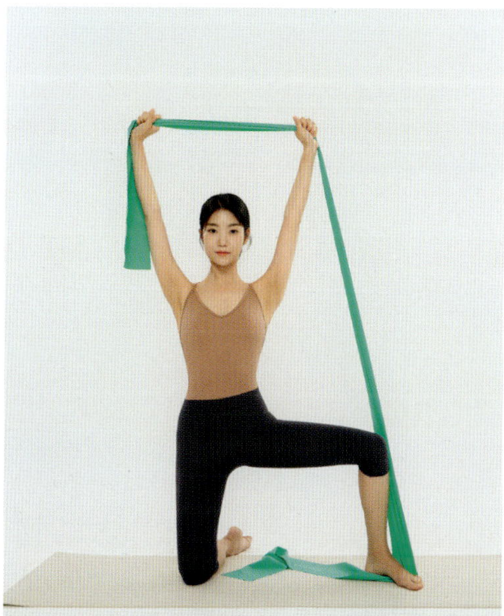

6. 팔에 의존하지 않고, 오직 옆구리 코어(Obliques)의 힘으로 상체를 세워 올리는 느낌을 유지해 준다.

⊙ 동작 3. 코어 강화와 척추 회전

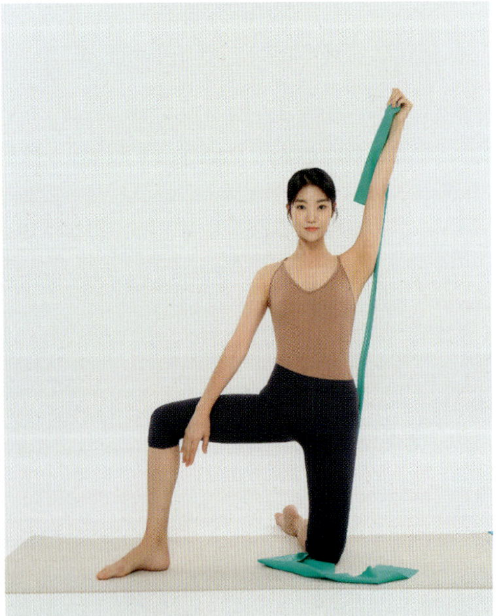

1. 한쪽 다리의 무릎 아래에 밴드를 고정하고 밴드를 잡는다. 반대쪽 다리는 골반보다 앞쪽에 두고, 무릎과 발목이 약 45도 각도로 열리도록 정렬해 준다.
2. 밴드를 잡은 손을 천장 쪽으로 길게 뻗으며 들어 올린다. 이때 상부 승모근의 개입을 최소화하고, 몸통 중심부의 안정감을 느낄 수 있도록 밴드의 강도를 조절해 준다.

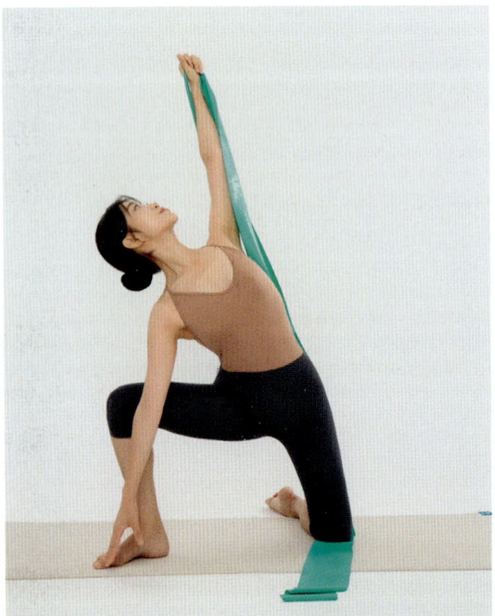

3. 반대쪽 다리의 무릎을 살짝 굽히며 체중을 옮겨, 골반의 중심을 유연하게 이동시킨다.

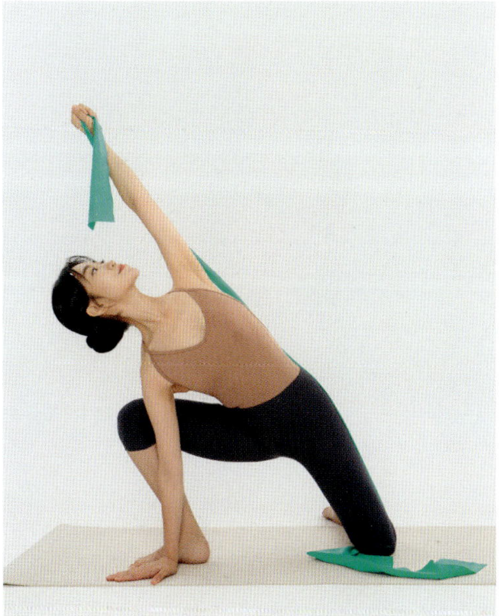

4. 몸통을 회전시키며, 밴드를 잡지 않은 손을 바닥에 짚고, 밴드를 든 손은 시선을 따라 천장 방향으로 유지한다. 이때 견갑골과 몸통이 함께 회전하며 복사근의 긴장을 유도해 준다.

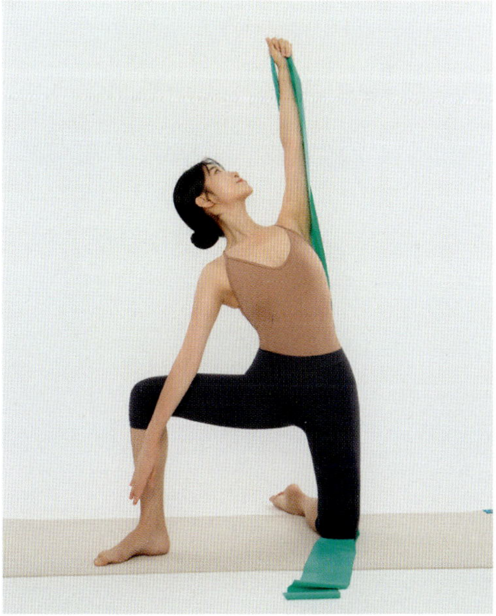

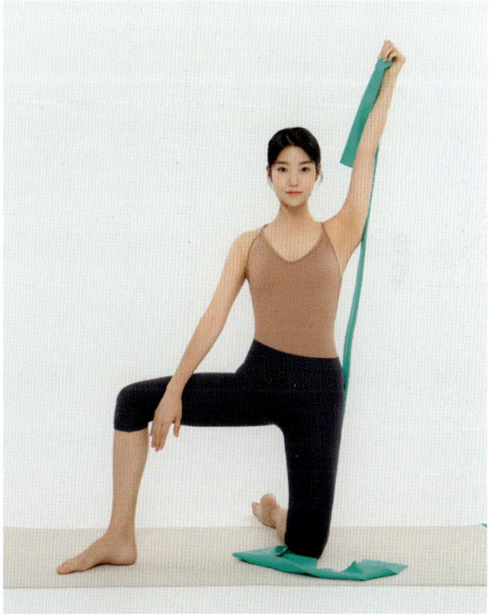

5. 바닥을 단단히 누르는 발과 손의 반발력을 이용해 밴드를 천장 위로 길게 밀어 올리며, 시선을 유지한 채 정면으로 돌아온다. 이때 복사근의 활성화와 척추의 회전력을 깊게 인지해 준다.

⊙ 동작 4. 코어 강화와 척추 회전

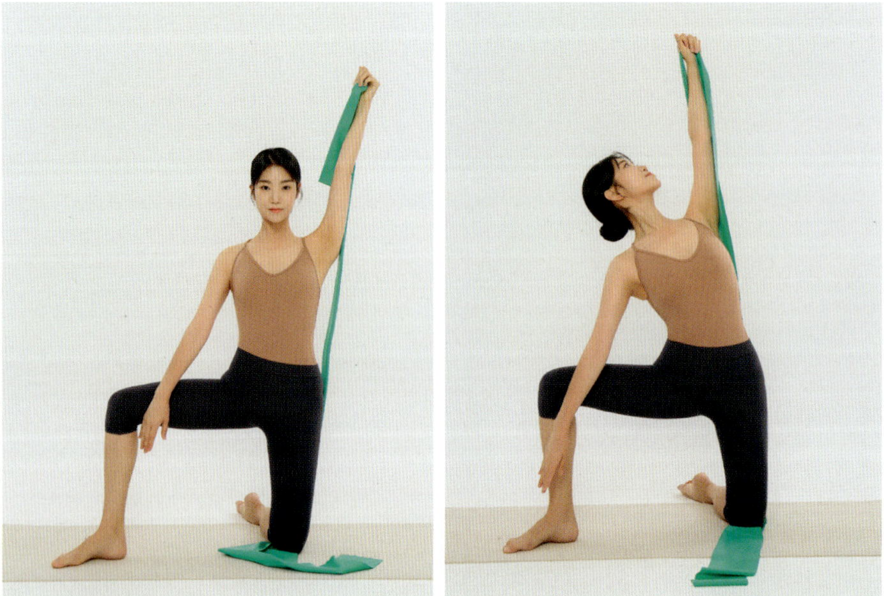

1. 한쪽 다리의 무릎 아래에 밴드를 고정하고 한손으로 밴드를 잡는다. 반대쪽 다리는 골반보다 앞에 위치시키고, 무릎과 발목이 약 45도 각도로 자연스럽게 열리도록 정렬해 준다.

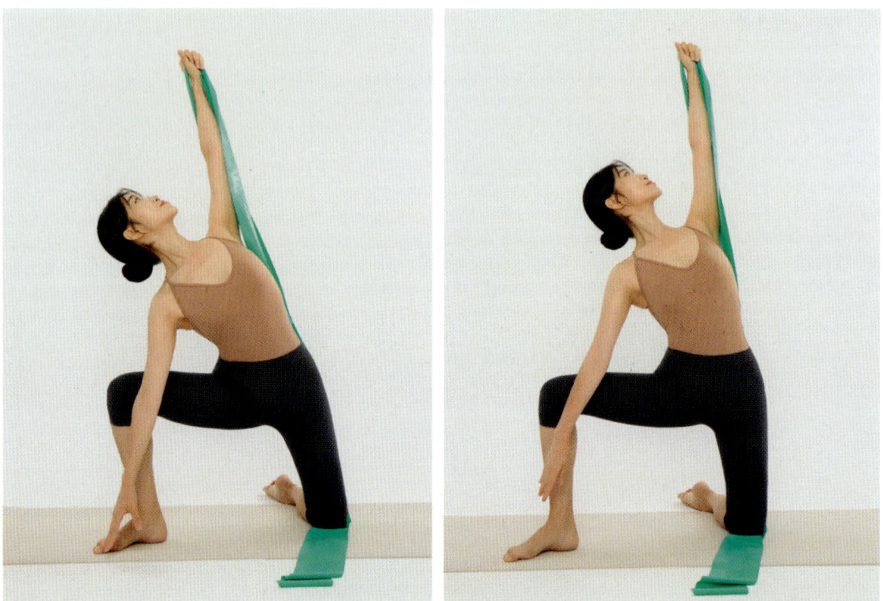

2. 밴드를 잡은 손을 천장 쪽으로 길게 뻗어 들어 올리며, 상부 승모근에 힘이 들어가지 않도록 주의하고, 몸통 중심의 안정성을 느낄 수 있도록 밴드의 강도를 조절해 준다. 시선은 뻗은 손끝을 따라가며 움직이도록 한다.

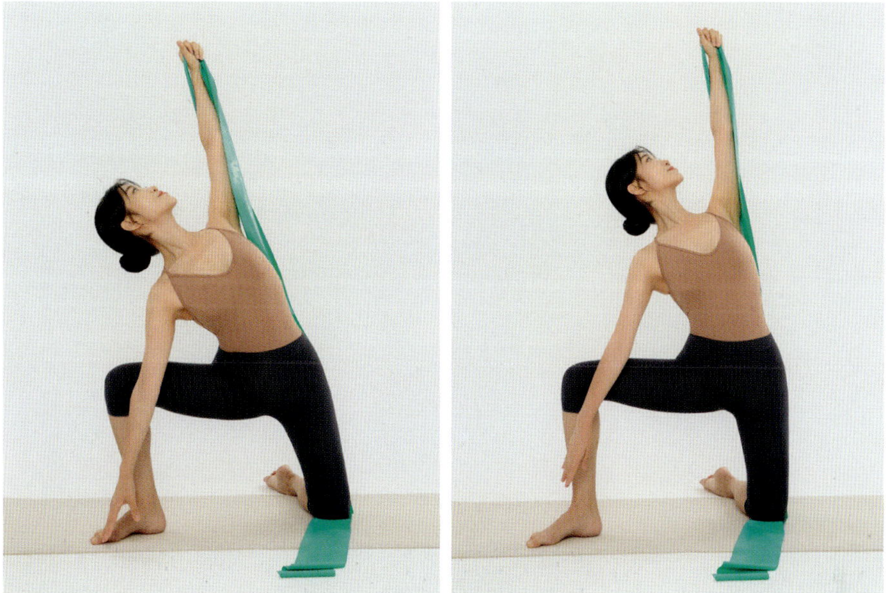

3. 시선을 유지한 채 반대쪽 다리의 무릎을 부드럽게 굽히며 상체를 가볍게 낮췄다가, 다시 올라오며 3회 반복한다.

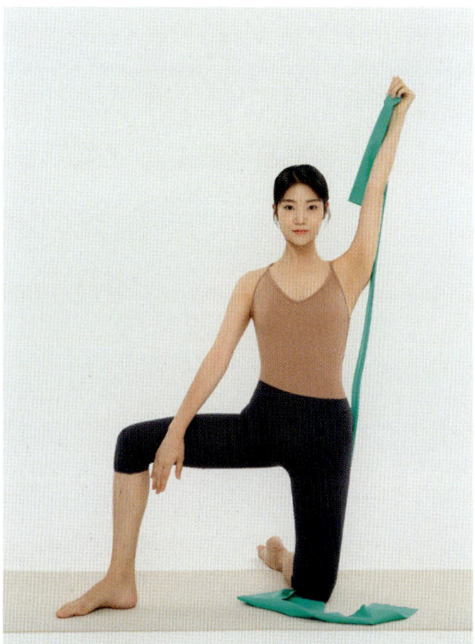

4. 동작을 작고 정제되게 반복하며, 후면 체간의 감각과 복부의 긴장감을 끝까지 유지하며 진행한다.

5. 플랭크 자세(고관절 및 코어 강화)

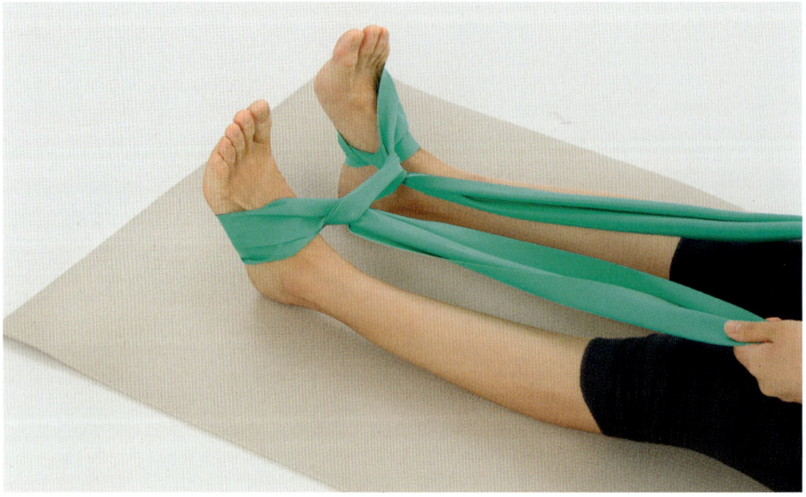

1. 밴드를 발바닥에 감은 후 밴드를 한 번 꼬아 양손으로 잡는다.

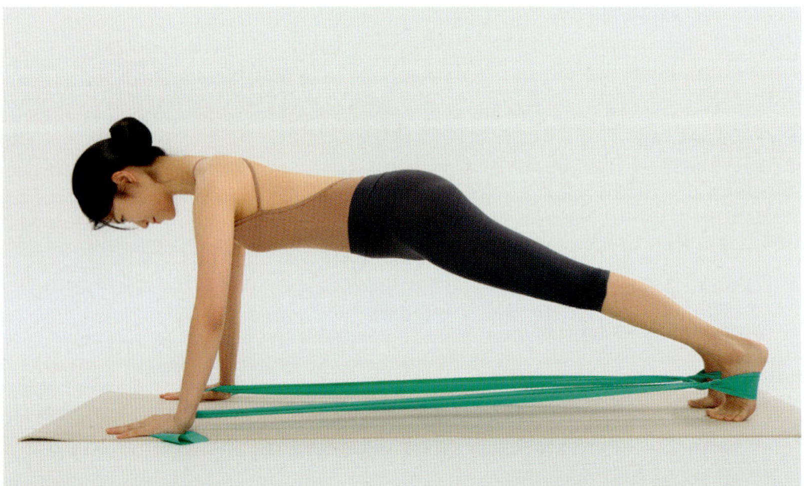

2. 밴드를 잡은 두 손은 어깨 너비로 벌려 바닥을 누르며 플랭크 자세를 만든다. 두 다리는 골반 너비로 벌리고 발끝으로 지지한다.
3. 고개를 너무 들거나 젖히지 않고, 턱 끝을 살짝 당겨 목이 자연스럽게 정렬되도록 한다. 머리에서 발끝까지 몸이 일직선으로 길게 뻗어 있는 상태를 유지하며, 복부의 힘을 사용하여 중심을 안정적으로 잡는다.

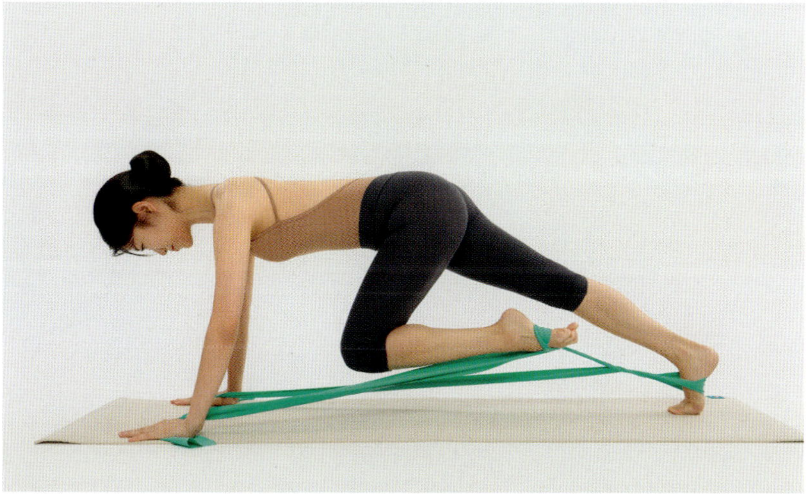

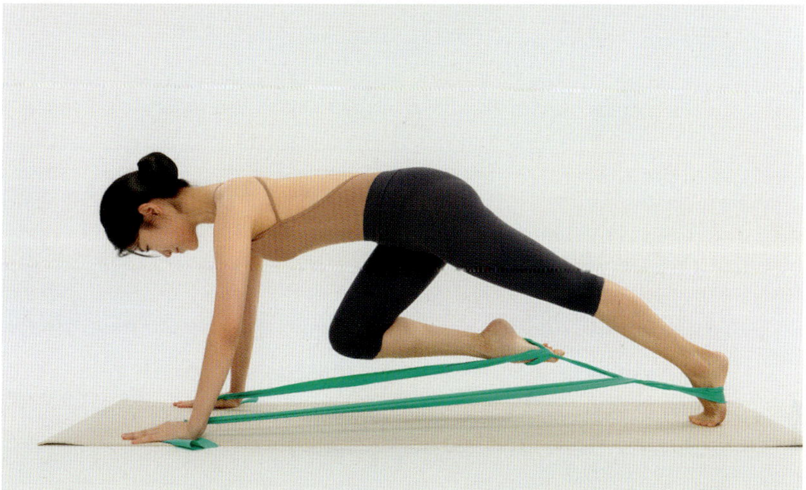

4. 천천히 한 다리씩 몸통의 힘으로 무릎을 접어 가슴 쪽으로 당기며 버텨준다. 양쪽을 번갈아 가며 5~10회 반복한다. 이때 다리에 힘이 과도하게 들어가지 않도록 주의한다.

6. 스탠딩 포지션

⦿ 동작 1. 스탠딩 포지션에서 코어 강화

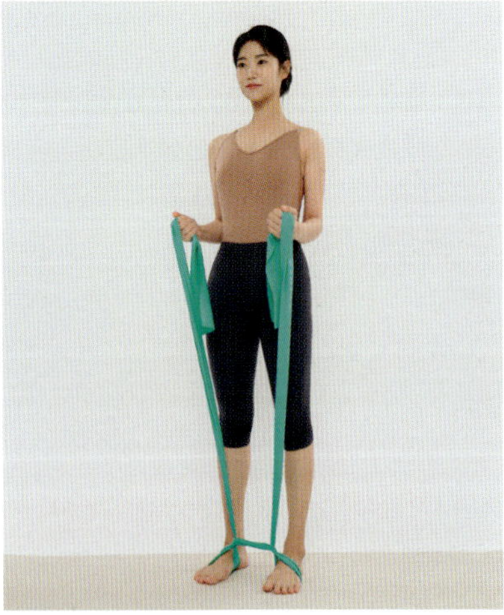

1. 11자 상태로 서서 발 아래로 밴드를 감은 후 밴드를 한번 꼬아 양손으로 잡는다.

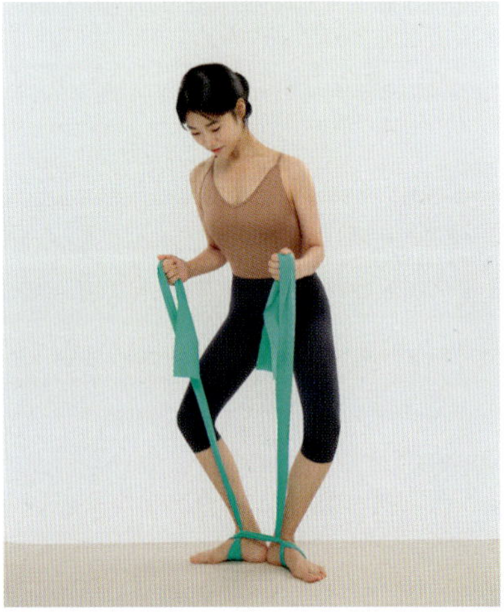

2. 다리를 턴아웃으로 돌리며 골반 높이에 잡은 밴드를 가슴 쪽으로 끌어당겨 코어의 힘을 느끼고, 의자에 앉듯이 무릎을 구부려 하체에 체중을 실어준다.

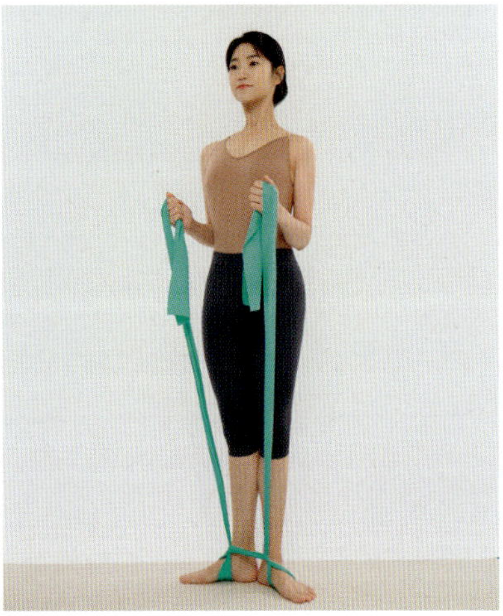

3. 손에 힘을 빼며 상체를 살짝 숙인 후, 밴드를 당기며 무릎을 펴서 몸을 세운다.
4. 팔에 과도한 힘이 들어가지 않도록 주의하며 코어에 집중한다.

⊙ 동작 2. 체중심과 코어 집중

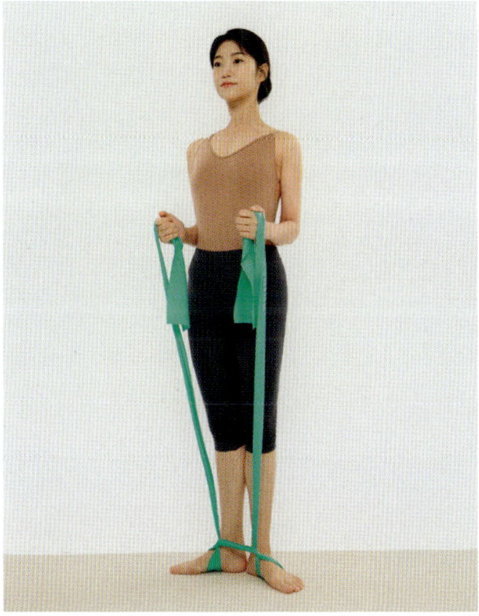
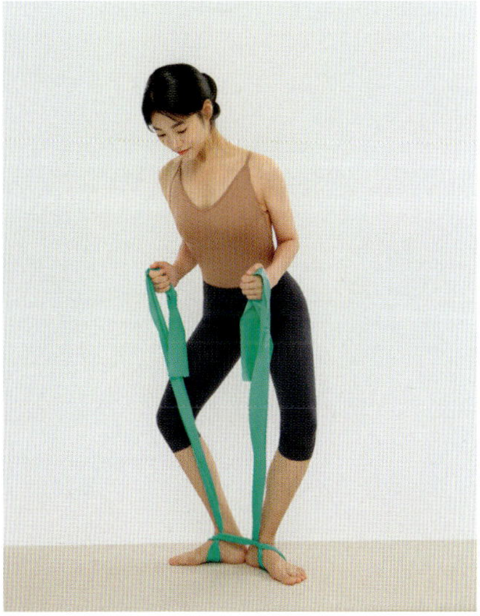

1. 작게 턴아웃한 발 아래에 밴드를 감은 후 밴드를 한번 꼬아 양손으로 잡는다.
2. 골반 높이에서 밴드를 가슴 방향으로 당기며 복부 중심에 집중한다. 무릎을 구부려 마치 의자에 앉듯이 하체에 체중을 실어준다.

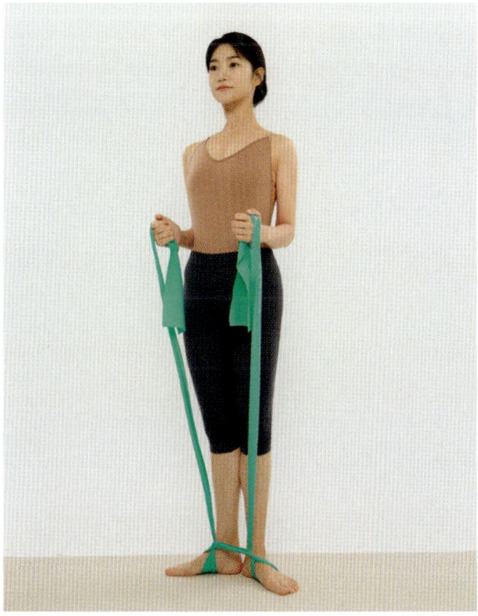
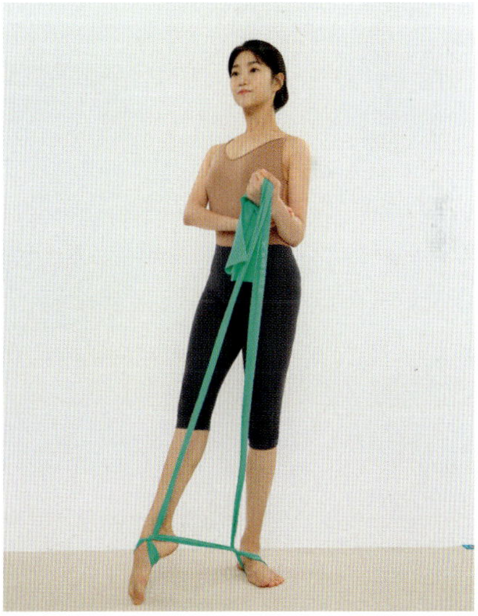

3. 상체의 긴장을 잠시 풀고 자연스럽게 숙였다가, 밴드를 당기며 무릎을 펴고 상체를 곧게 세운다.
4. 균형을 유지한 채 한쪽 다리를 앞으로 길게 뻗어낸다.
5. 밴드는 지지하는 다리 쪽 손으로 살짝 모아 한 겹 접고, 반대손으로 그 손목을 감싸 고정한다. 이때 밴드를 살짝 당겨 옆구리(복사근)의 수축을 유도하며, 코어의 중심을 더 선명하게 인식하도록 한다.
6. 앞으로 뻗은 다리는 허벅지를 바깥으로 회전시키며 뒤꿈치를 가볍게 밀어내어 턴아웃을 강조한다.

⦿ 동작 3. 복사근과 몸통의 가동성 강화

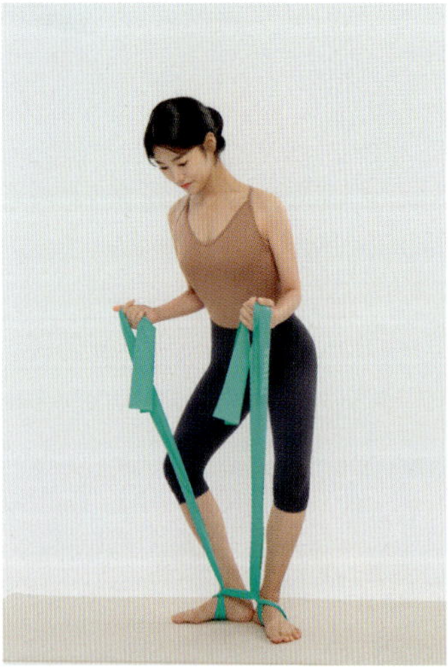

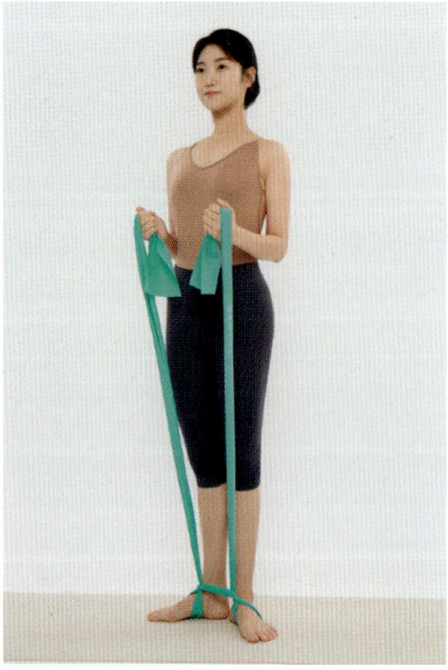

1. 작은 턴 아웃한 발 아래에 밴드를 감은 후 밴드를 한번 꼬아 양손으로 잡는다.
2. 밴드를 골반 높이에서 가슴 쪽으로 끌어당기며 복부 중심을 활성화하고, 의자에 앉듯 무릎을 굽혀 체중을 하체에 실어준다.

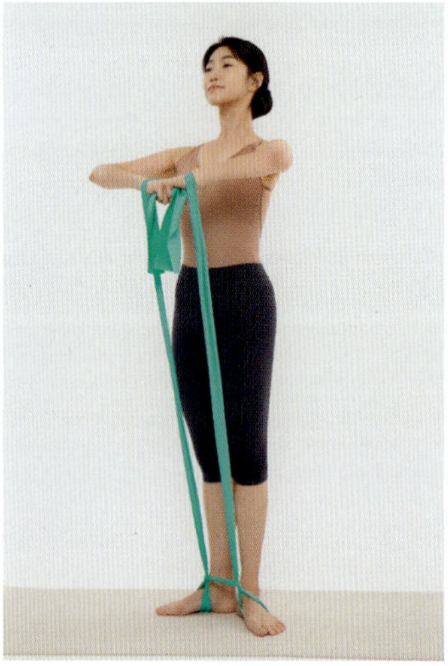

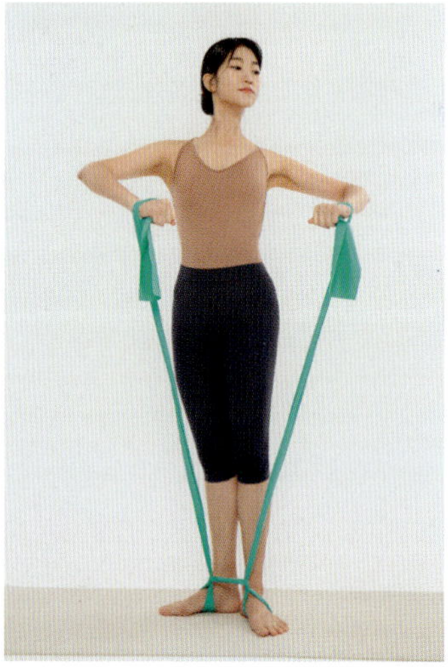

3. 상체의 긴장을 잠시 풀며 살짝 숙였다가, 밴드를 당기며 무릎을 펴고 상체를 곧게 세운다.
4. 양손 손등을 맞대고 팔꿈치는 바깥쪽으로 향하게 한다.
5. 손등을 떼며 팔꿈치를 열며 몸통을 회전시킨다.

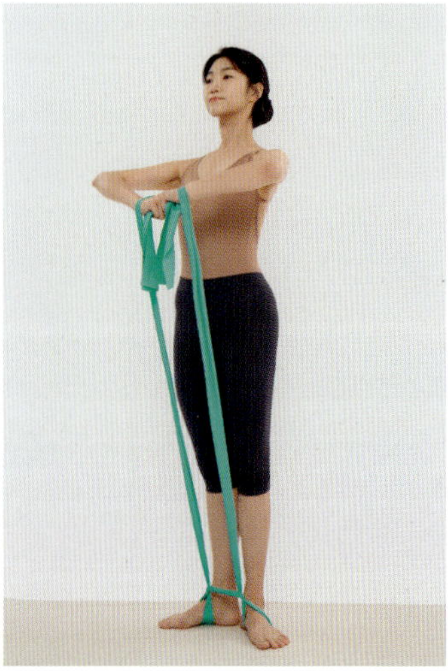

6. 몸통과 등의 긴장을 유지한 상태로 정렬을 유지한 후, 천천히 원위치로 돌아온다.

4-2 상·하체 분리 및 제어 훈련: 동작의 효과

여기서는 네발기기와 닐링 포지션 등 지지면을 활용하여 체간의 안정성을 유지한 채 상하체를 분리하여 움직이는 능력을 기르는 데 중점을 두었다. 이는 복잡한 발레 동작 속에서도 중심이 무너지지 않고, 팔다리의 독립적인 움직임이 가능한 조건을 만들어준다.

기본 동작에서는 고관절을 접거나 펴는 과정에서 대퇴골이 골반 안에서 안정적으로 자리잡도록 유도하며, 밴드를 이용한 저항을 통해 코어와 엉덩이의 협응을 강화해 준다. 이로써 플리에, 그랑 플리에와 같은 런지 계열의 동작에서 필요한 기초 정렬과 밸런스에 도움을 줄 수 있다.

상체 정렬, 코어 중심의 유지력은 안정적으로 동작을 수행할 수 있도록 하고, 이를 통한 상하체의 분리는 다리를 들어올리는 동작뿐만 아니라 같이 점프와 같은 테크닉에도 직접적인 영향을 준다.

결과적으로, 중심축을 기준으로 상하체가 조화롭게 분리되고 통합되는 능력을 훈련하며, 정렬과 중심을 유지한 채 자유로운 팔다리 표현이 가능한 상태를 만들어준다. 이는 발레 전반의 기술에서 정확하고 유연한 흐름, 안정된 중심, 명확한 라인을 구현하는 기반이 된다.

1. 닐링 포지션(코어강화 & 회전 강화)

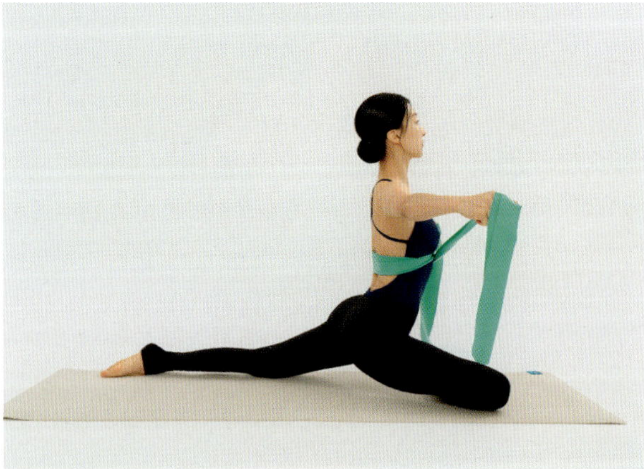

1. 밴드를 갈비뼈에 감아 X자로 교차시켜 양손으로 잡는다. 한쪽 다리는 골반 앞쪽에 무릎을 접어 앉고, 반대쪽 다리는 뒤로 길게 뻗는다. 이때 코어에 힘을 주고 골반을 들어 올린 상태를 유지한다.
2. 골반은 정면을 향해 수평을 유지하도록 정렬한다.

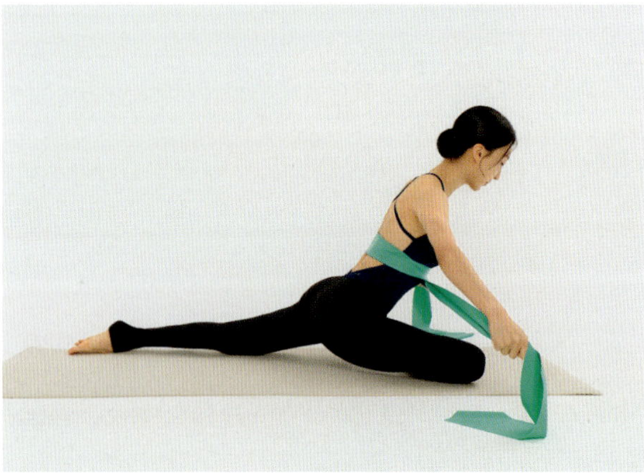

3. 상체를 인사하듯 앞으로 숙이며 숨을 들이 마신다. 이어서 밴드를 밀어내며 팔꿈치를 바깥쪽으로 열고, 가슴을 먼저 들어올려 확장한다.

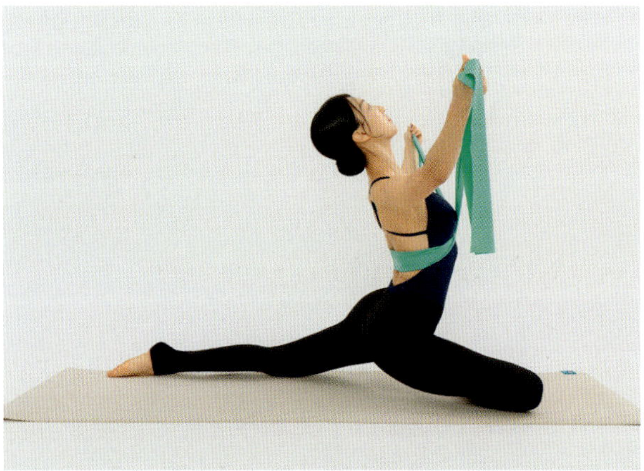

4. 내쉬는 호흡에 이어서 골반의 높이를 유지한 채, 상체를 포물선을 그리듯 부드럽게 들어 올린다.

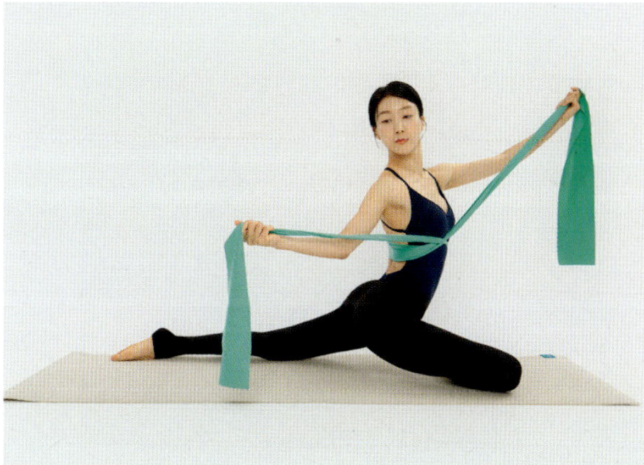

5. 마시는 호흡에 키가 커지는 느낌으로 척추를 길게 늘리며 골반이 무너지지 않도록 유지하면서, 몸통을 회전시킨다.

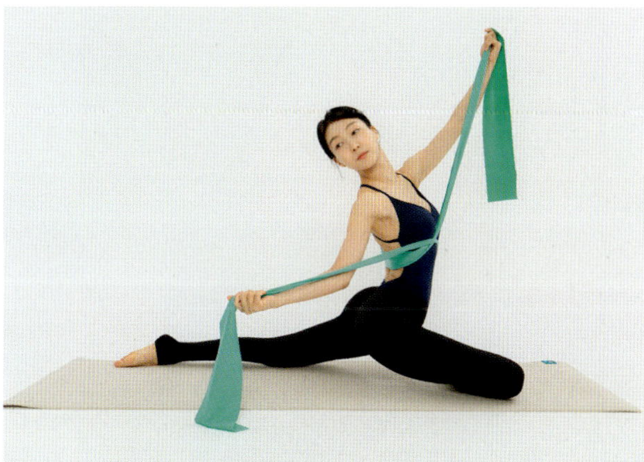

6. 몸통의 회전 상태를 유지하며 내쉬는 호흡에 몸통의 앞에 있는 팔과 상체를 길게 늘려서 천장을 향해 뻗으면서 상체의 회전을 더욱 깊게 한다.

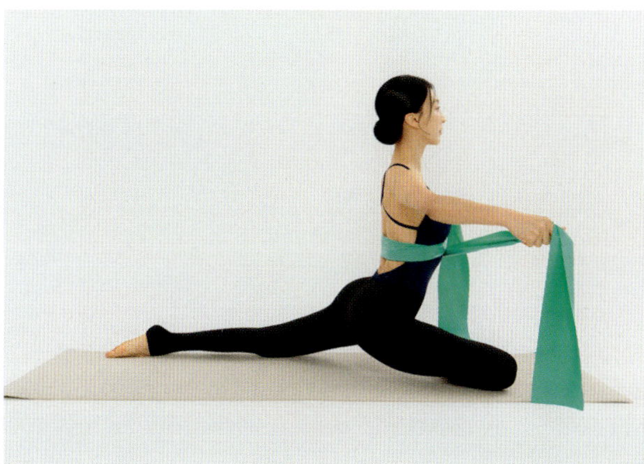

7. 마시는 호흡에 척추를 늘리며 원위치로 돌아온다.

2. 네발기기 자세(코어강화 & 고관절 분리)

⊙ 동작 1.

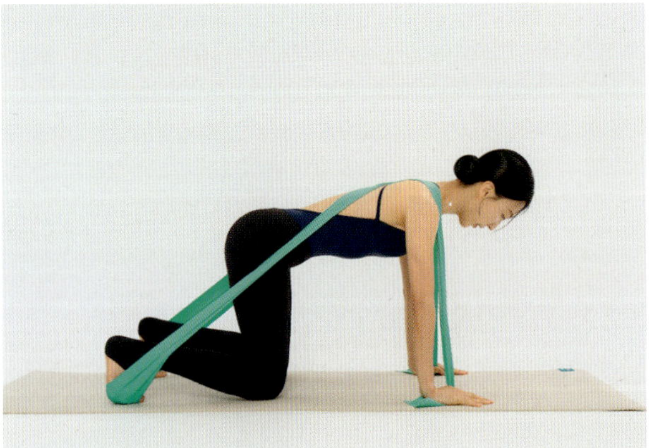

1. 발바닥에 밴드를 감싸고 밴드를 x자로 교차하여 어깨에 걸쳐 두 손으로 잡는다.
2. 네발기기 자세로 코어를 활성화한다.

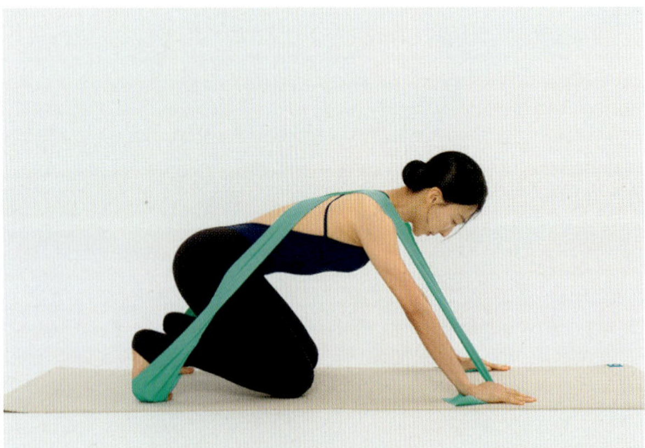

3. 양쪽 발 뒤꿈치로 밴드를 밀어내며 엉덩이에 강한 자극을 느끼며 천천히 고관절을 접어준다.

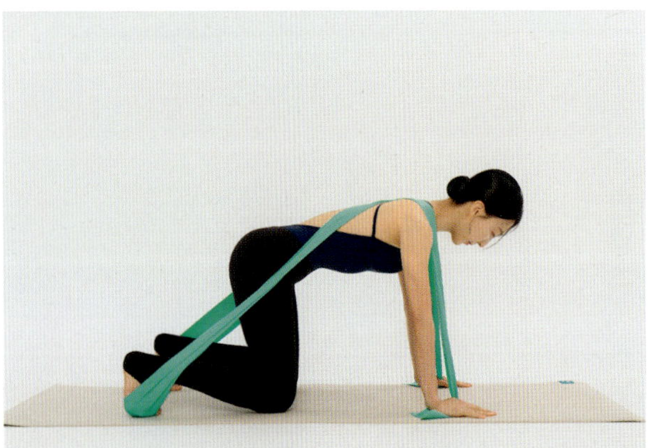

4. 코어와 엉덩이의 긴장을 유지한 상태에서 무릎과 골반이 일직선이 되도록 천천히 원래 자세로 돌아온다.
5. 움직이는 동안 균형을 유지하며 몸이 흔들리지 않도록 조절해 준다.

⊙ 동작 2.

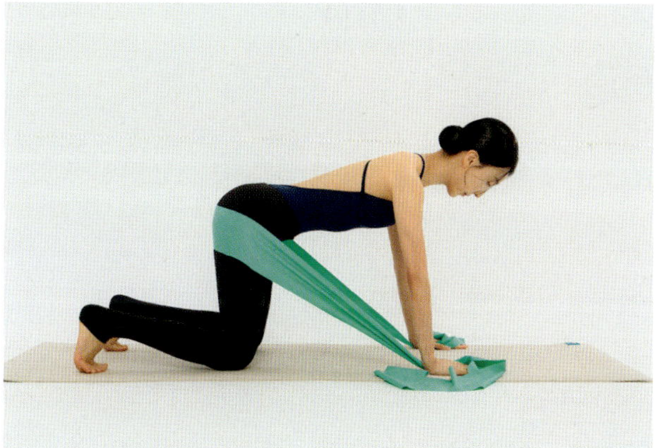

1. 밴드를 엉덩이에 감고, 양손으로 밴드의 끝을 잡는다.
2. 손은 어깨 아래, 무릎은 골반 아래에 정렬되도록 하고, 머리-척추-골반이 일직선이 되도록 자세를 세팅한다.

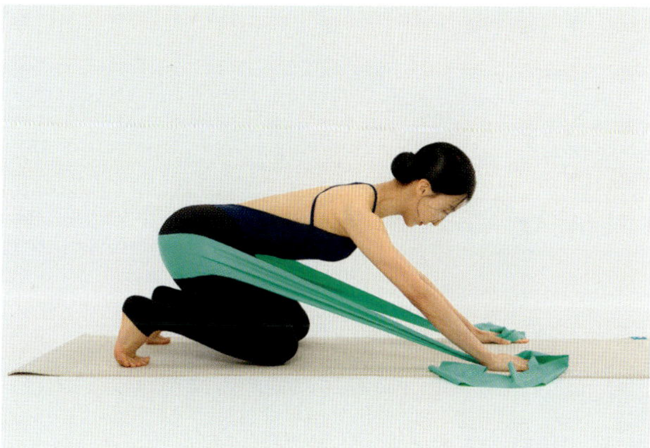

3. 엉덩이로 밴드의 저항을 느끼며 코어와 엉덩이를 활성화한다. 이때 대퇴골이 골반 안에 잘 자리 잡힌 느낌이 나도록 유지하여 엉덩이를 눌러 고관절을 접어준다.

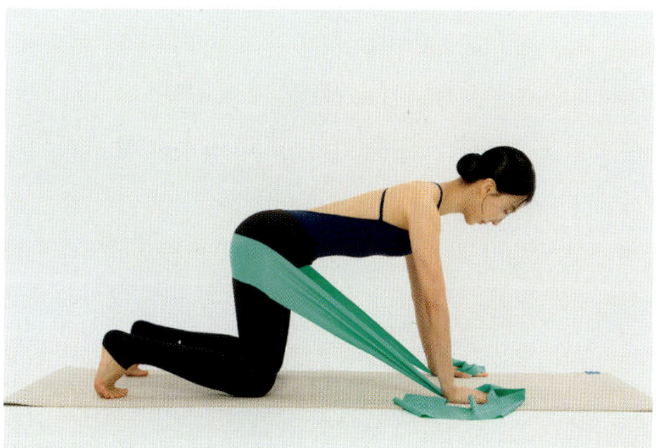

4. 발바닥을 힘껏 바닥을 밀며 엉덩이와 코어의 힘을 유지하며 네발기기 자세로 돌아온다.

⊙ 동작 2-1.

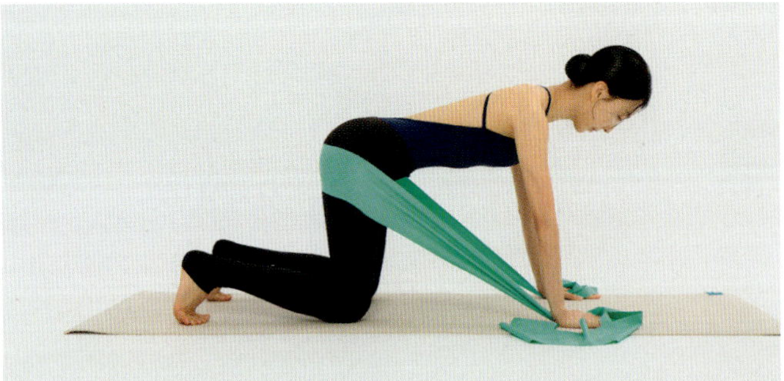

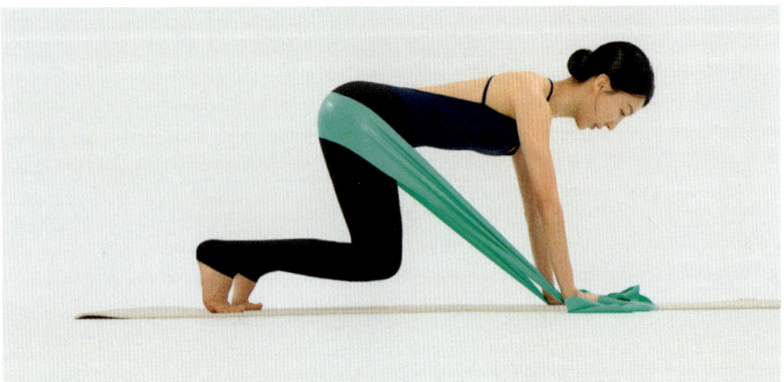

1. 밴드를 엉덩이 아래에 감고, 양손으로 밴드의 끝을 잡아준다.
2. 손의 위치는 어깨 아래, 무릎은 골반 아래에 정렬되도록 하고, 머리-척추-골반이 일직선이 되도록 자세를 만든다.

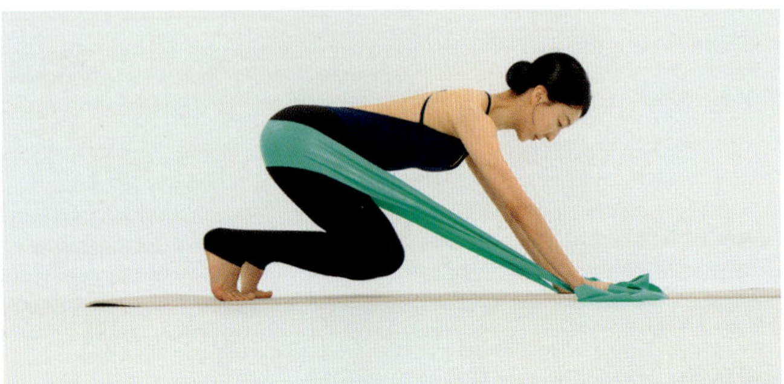

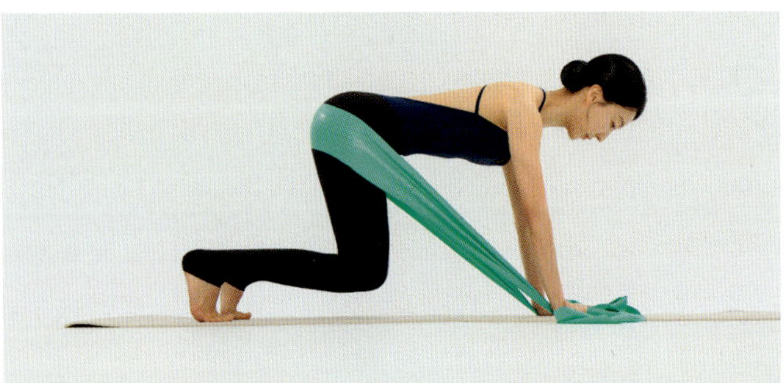

3. 코어의 힘을 유지하며, 두 무릎을 바닥에서 살짝 들어올리고 고관절을 접어 엉덩이를 뒤꿈치 쪽으로 천천히 이동시킨 뒤, 다시 원위치로 돌아온다.
4. 허리가 과도하게 꺾이지 않도록 복부의 긴장을 유지하며, 움직임 내내 정렬이 흐트러지지 않도록 주의한다.

⊙ 동작 3.

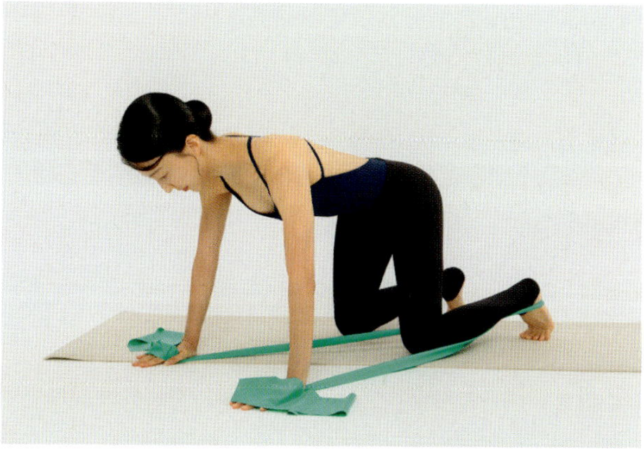

1. 한쪽 발에 밴드를 감싼 뒤, 양손으로 밴드를 잡고 네발기기 자세를 취한다.

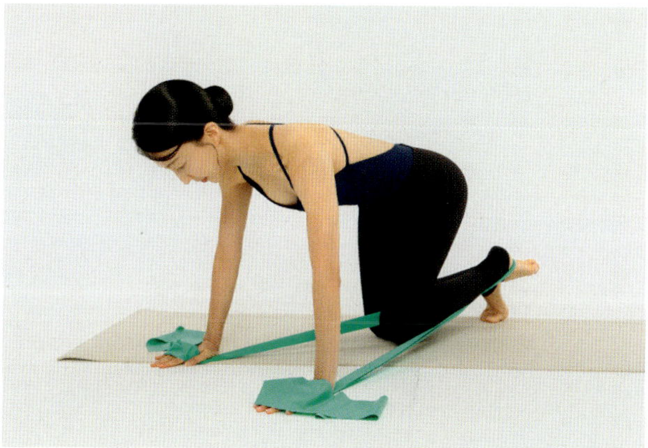

2. 네발기기 자세에서 밴드의 감싼 다리의 무릎을 안으로 가져오며 코어를 활성화시킨다.

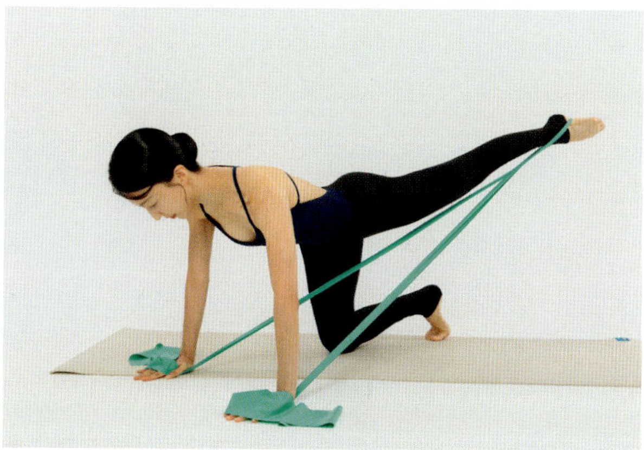

3. 몸통을 유지한 상태로 밴드를 감싼 다리를 뒤로 길게 뻗어낸다.

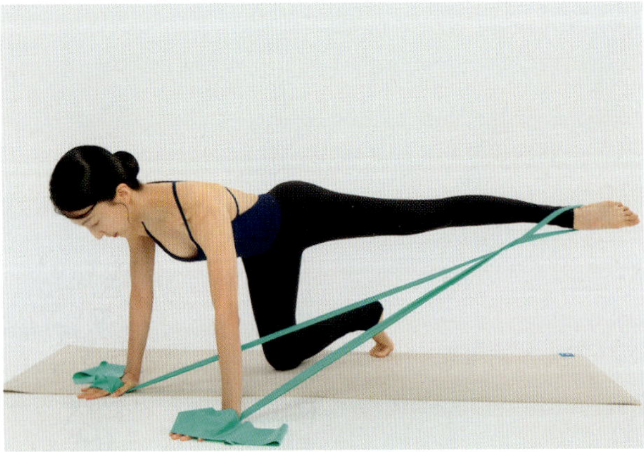

4. 뻗은 다리를 바깥쪽으로 돌려 턴 아웃 시킨 후, 고관절을 열어 다리를 옆으로 밀어낸다. 이때 코어에 자극이 집중되는 것을 느끼며 동작을 유지한다.

위에서 본 모습

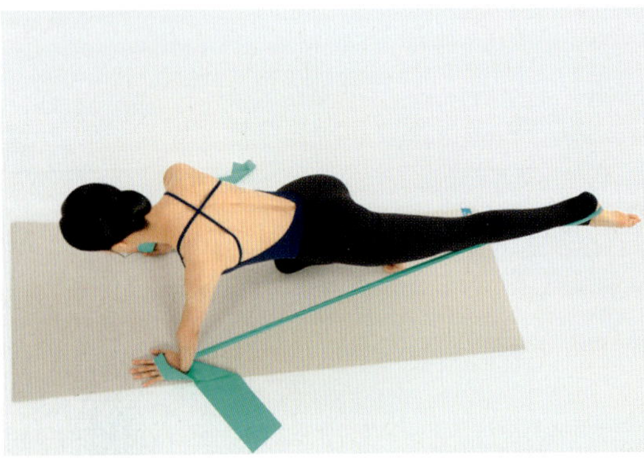

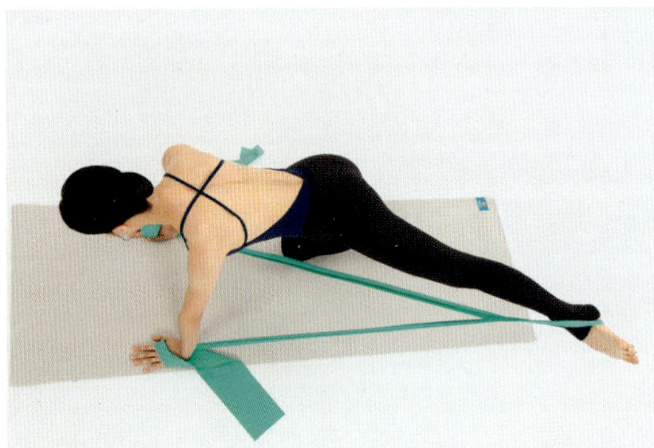

⊙ 동작 4.

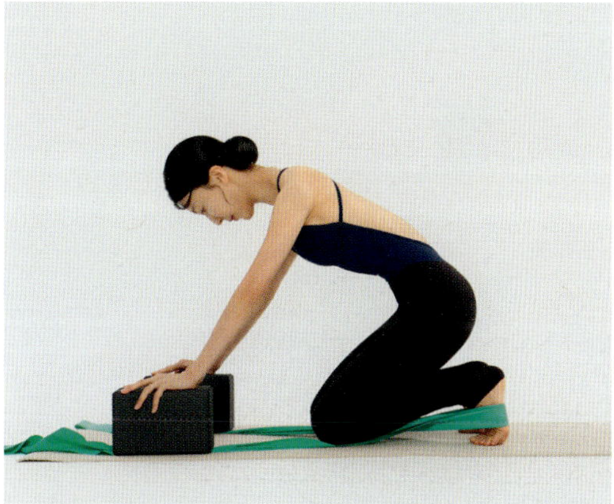

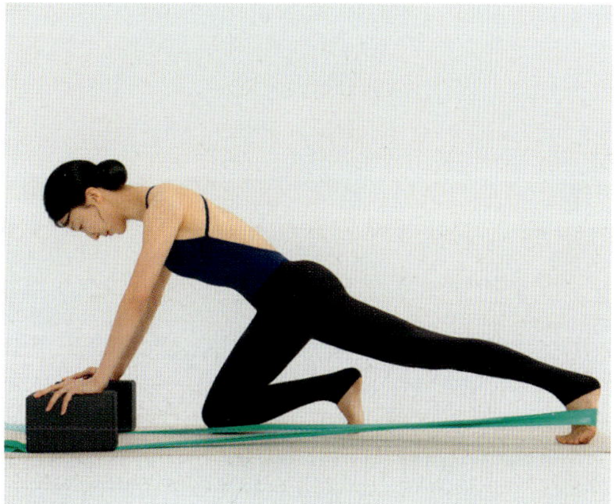

1. 무릎을 골반 너비로 벌려 엉덩이를 뒤로 낮춰 앉는다. 한쪽 발의 아치 부분에 밴드를 감싸고, 밴드를 양손으로 잡거나 블록 밑에 두어 고정한다.
2. 몸통은 꼬리뼈를 살짝 안쪽으로 말아 코어와 등이 연결되는 느낌을 유지한다. 이때 등을 과도하게 말지 않도록 주의한다.

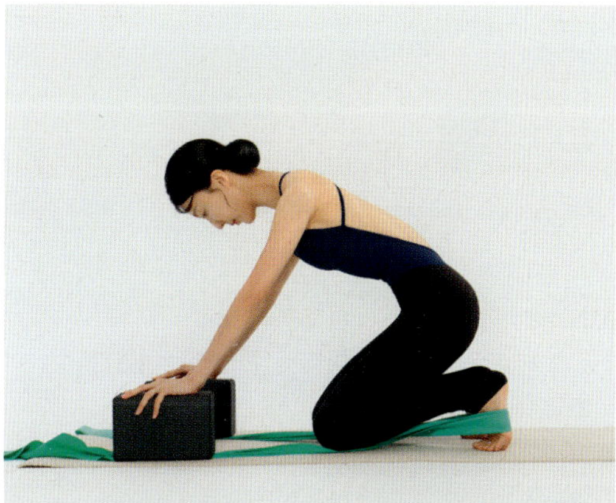

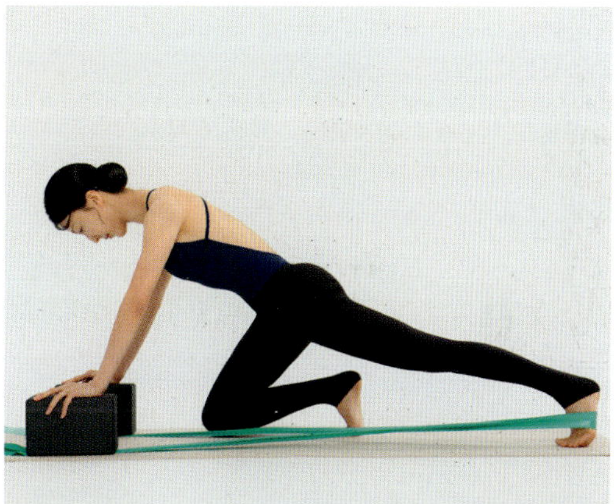

3. 이 자세에서 밴드를 감싼 다리를 천천히 뒤로 뻗었다가 복부의 힘을 이용하여 다시 무릎을 접어 제자리로 돌아온다. 이 동작을 5~10회 반복한다.
4. 움직이는 동안 골반이 좌우로 틀어지지 않도록 주의하며, 복부와 엉덩이 근육의 자극을 느끼도록 한다.

⊙ 동작 5.

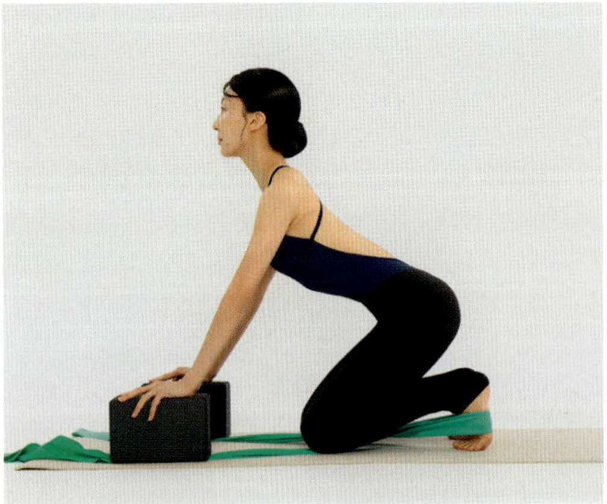
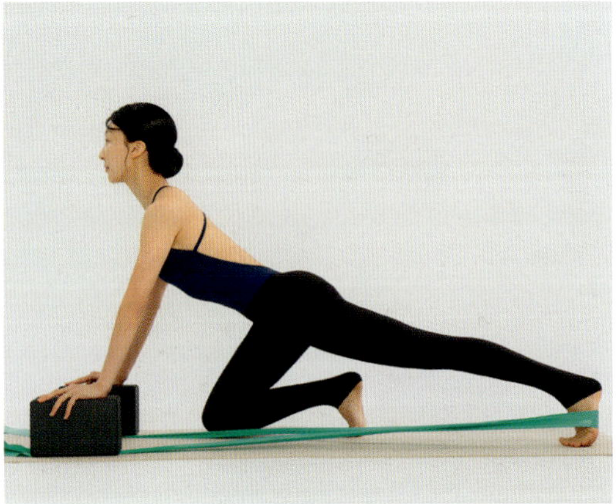

1. 무릎을 골반 너비로 벌리고 엉덩이를 뒤로 낮춰 앉는다. 한쪽 발 아치에 밴드를 감싸고 두 손으로 밴드를 잡아 고정한다.
2. 가슴을 살짝 들어 올려 흉추(등 윗부분)에 부드러운 아치 형태를 만들고 허리는 과도하게 꺾이지 않도록 유지하며 등과 복부가 자연스럽게 연결되는 것을 느끼도록 해준다.

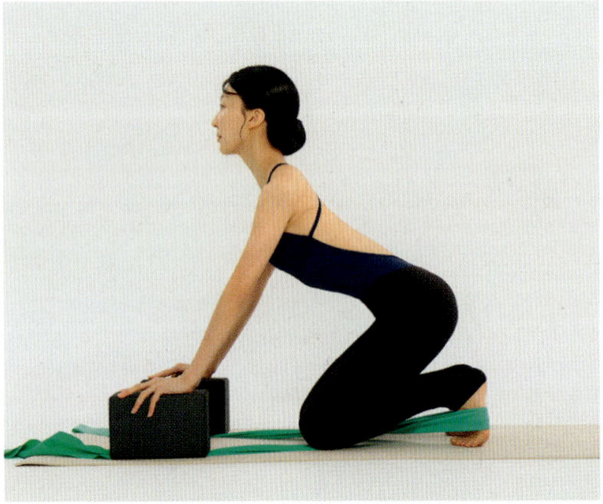
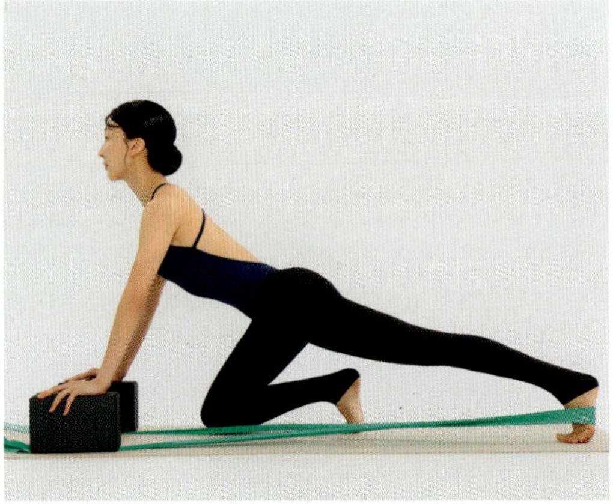

3. 밴드를 감싼 다리를 뒤로 길게 밀어낸 뒤, 복부의 힘으로 다시 무릎을 접어 제자리로 돌아온다. 이 동작을 5~10회 반복한다.

⊙ 동작 6. 고정된 체간에서의 다리 분리 훈련(고난이도)

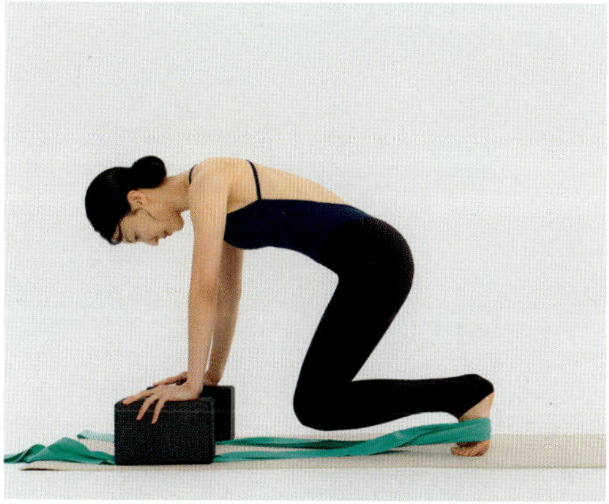
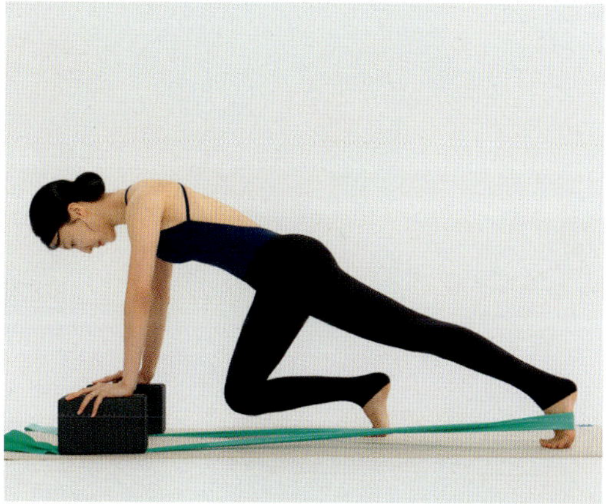

1. 무릎을 골반 너비로 벌리고 엉덩이를 뒤꿈치 위에 앉은 자세로 시작한다. 한쪽 발의 아치에 밴드를 감싸고 두 손으로 밴드를 잡아 고정한다.
2. 꼬리뼈를 살짝 안쪽으로 말아 코어와 등이 연결되는 느낌을 유지하며, 등을 과도하게 말지 않도록 한다.

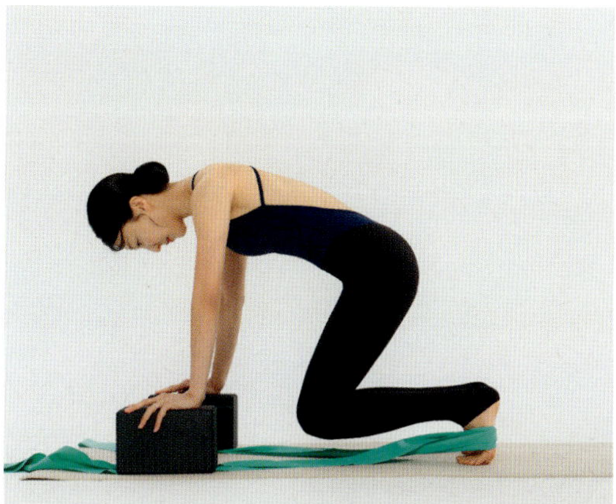
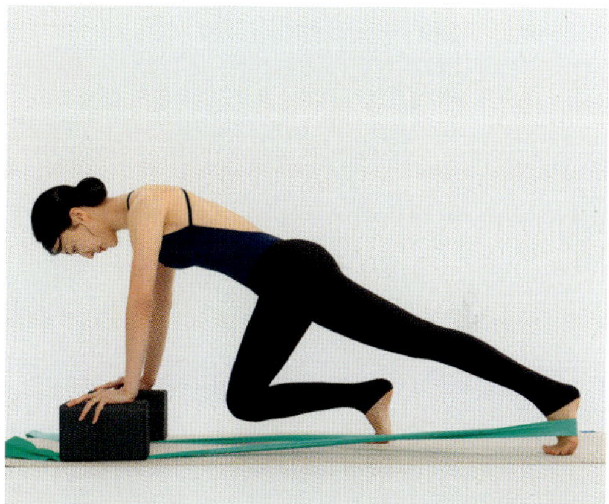

3. 자세를 유지한 상태로 무릎을 바닥에서 정강이 높이 정도로 살짝 들어 올린다.
4. 등과 엉덩이의 자세를 유지한 채, 밴드를 감싼 다리를 뒤로 길게 뻗었다가 복부의 힘으로 다시 무릎을 접어 원위치로 돌아온다. 이 동작을 5~10회 반복한다.

3. 등과 코어의 연결(몸통 회전 & 척추 안정화)

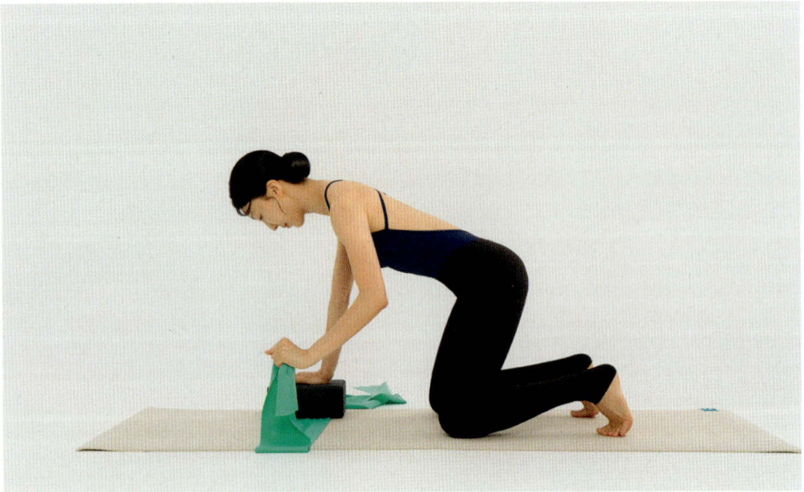

1. 손은 어깨 아래, 무릎은 골반 아래에 정렬되도록 기본 자세를 세팅하고, 머리-척추-골반이 일직선을 이루도록 정렬해 준다.
2. 밴드의 한쪽 끝은 블록 아래에 고정하고, 한 손은 블록 위에, 다른 손은 밴드를 잡는다. 밴드를 잡은 손은 팔꿈치를 옆구리 가까이에 붙여 작은 W모양으로 유지해 견갑대가 안정되도록 한다.

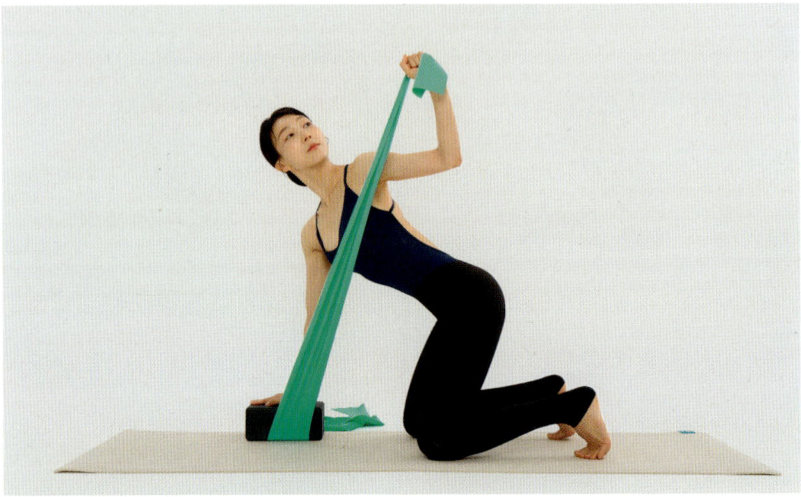

3. 밴드를 잡은 쪽 방향으로 몸통을 회전시키며 가슴을 부드럽게 열고, 시선은 천장을 향해 위로 보낸다. 이때 밴드를 천장 방향으로 당기며 등과 척추 주변의 근육을 섬세하게 느껴본다.

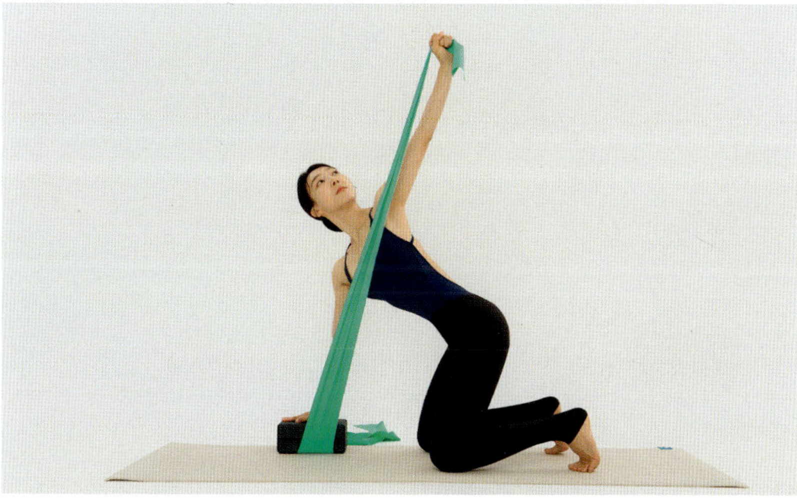

4. 중심부 근육을 활성화하여 안정성을 유지하고, 팔을 길게 뻗어 몸통이 충분히 확장될 수 있도록 한다. 이때 블록 위에 올린 손과 발바닥으로 지면을 단단히 눌러 근육의 자극을 더욱 깊게 느껴 본다.

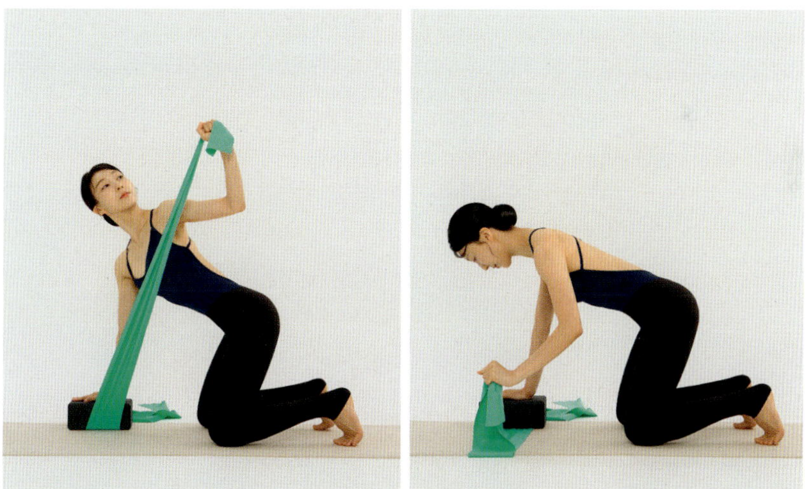

5. 팔꿈치를 W 모양으로 구부리고 다시 원상태로 돌아오며 동작을 반복해 준다.

4. 엎드린 자세(등의 연결을 깨우는 움직임)

⊙ 동작 1.

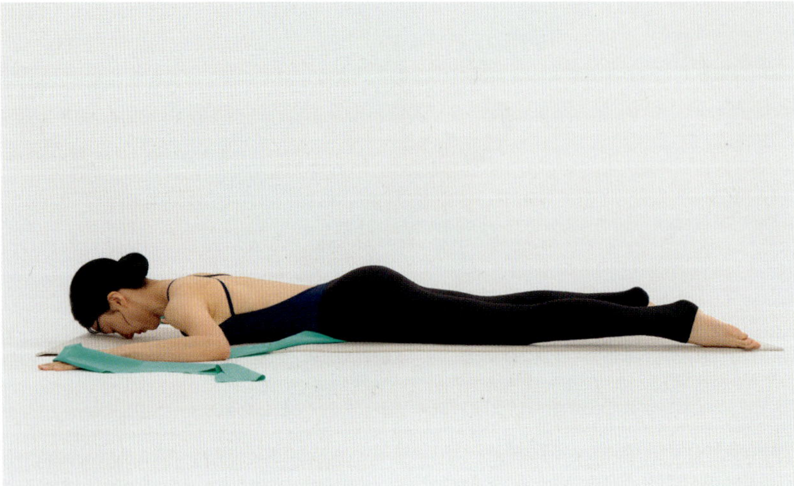

1. 팔꿈치를 W자 형태로 접어 양손으로 밴드를 가볍게 잡고 두 다리는 골반 너비로 정렬하고, 밴드를 아랫배 아래에 위치시킨 채 엎드린다.

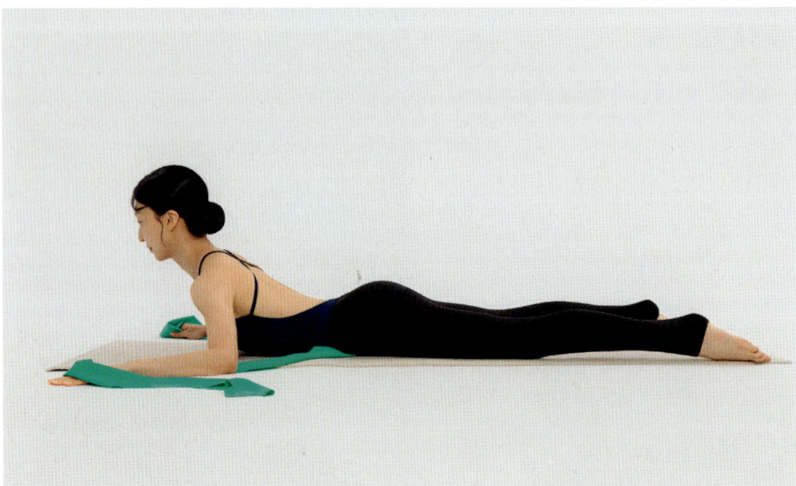

2. 척추를 길게 신장시키며 머리와 가슴 상부를 천천히 들어 올린다.

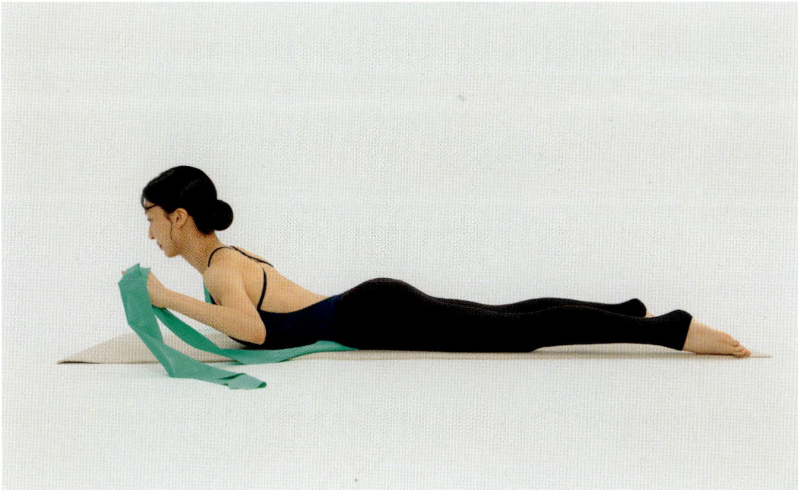

3. 두 팔꿈치와 손을 바닥에서 살짝 떼며 몸의 전체의 연결을 더 느껴본다.

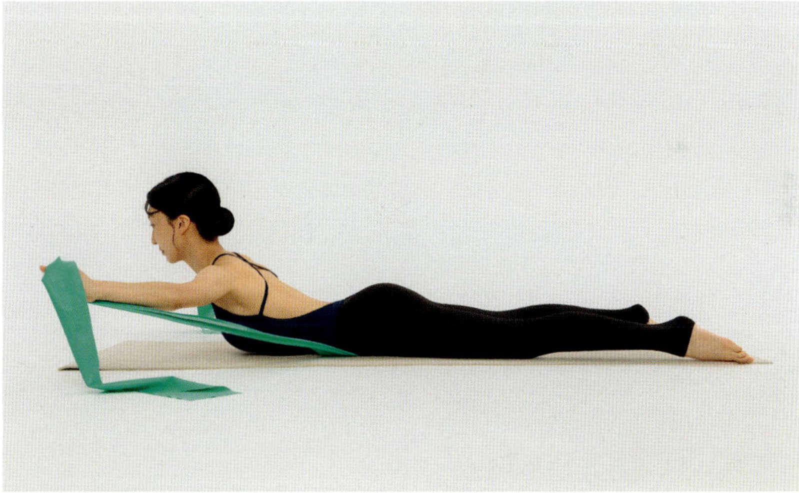

4. 견갑골 주변의 등 근육을 조이며 팔꿈치를 부드럽게 열어준다. 이때 밴드를 강하게 당기는 것보다는, 등 근육의 움직임을 섬세하게 인지하는 데 집중한다.

⊙ 동작 2.

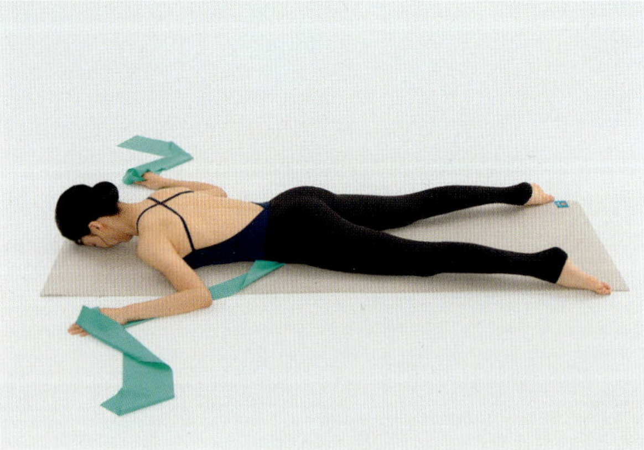

1. 두 다리를 골반 너비로 정렬한 상태에서, 밴드를 아랫배 아래에 위치시키고 엎드린다. 팔꿈치를 W 자 형태로 접어 양손으로 밴드를 바닥에 부드럽게 누른다.

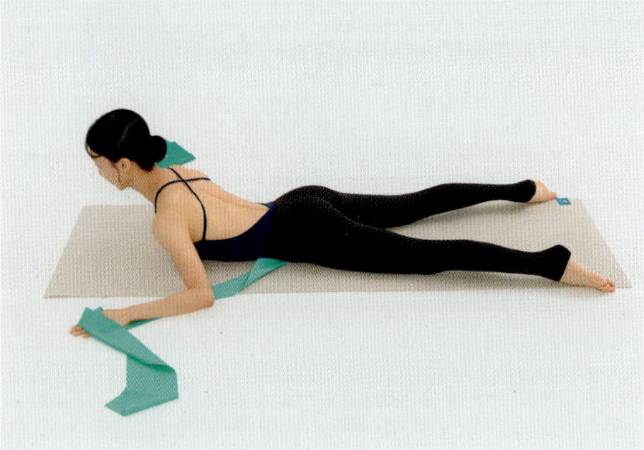

2. 손바닥과 팔꿈치를 바깥 방향으로 밀어내고 척추를 길게 신장시키며 머리와 가슴 상부를 천천히 들어 올린다.

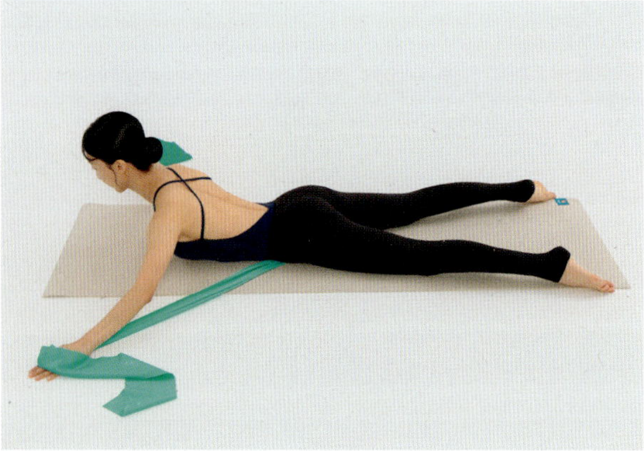

3. 팔과 손을 바닥을 따라 멀리 뻗고, 두 다리는 길게 뒤로 뻗어 팔다리가 몸통 바깥쪽으로 확장되는 느낌으로 진행한다. 이때 몸의 중심부로부터 팔다리까지 이어지는 느낌을 느껴본다.

4. 목을 천천히 옆으로 회전시키며, 가슴과 흉추기 지연스럽게 따라가듯이 시선을 위 아래로 이동시켰다가 제자리로 돌아온다. 좌우 번갈아가며 반복해 준다.

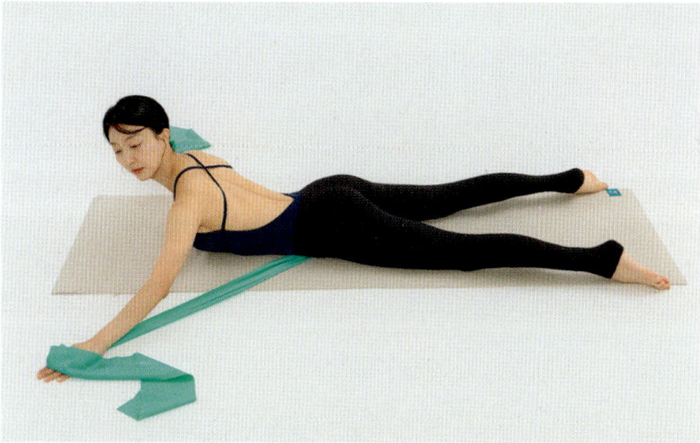

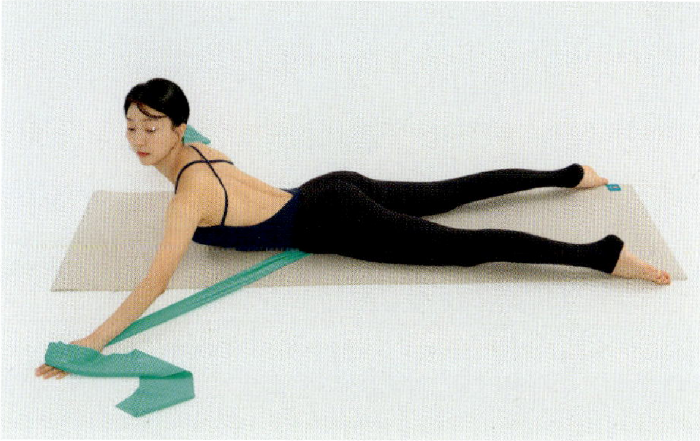

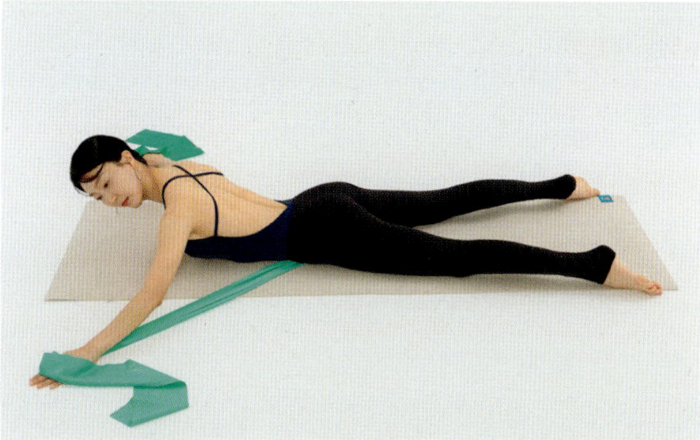

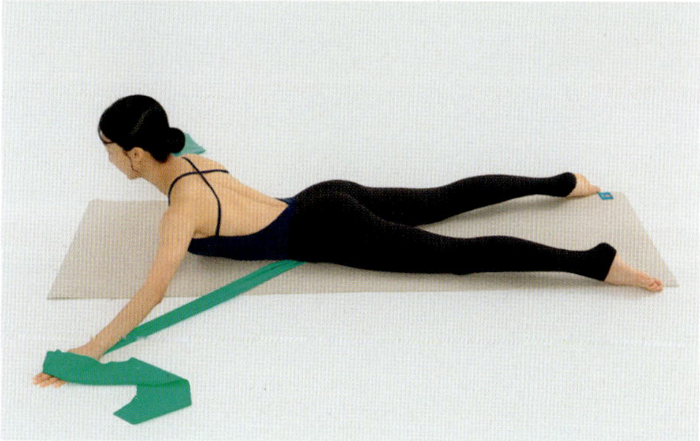

4-3 고관절 외회전과 턴 아웃 강화: 동작의 효과

여기서는 앞에 나온 코어를 활성화하여 체간 정렬을 안정화한 것을 바탕으로 하여 고관절의 외회전 가동성과 안정성 향상을 위한 훈련들로 구성하였다. 특히 고관절의 분리된 움직임을 인식하고 제어하는 능력을 통해, 턴아웃된 다리의 정렬과 기능을 보다 깊이 체화 하도록 돕는 데 초점을 맞추고 있다.

단순히 발끝의 외회전을 통한 형태적인 턴아웃이 아닌, 고관절에서부터 시작되는 근본적인 회전 정렬을 익히는 것에서 출발한다. 둔근을 사용하여 고관절부터 발끝까지 턴아웃된 상태로 다리를 뻗는 훈련을 통해, 안정적이고 견고한 턴아웃 정렬을 만들어 내며, 나아가 이를 유지한 채 동작을 수행할 수 있도록 점진적으로 발전시킨다.

스탠딩 자세에서 빠르게 진행되는 하체 동작을 포함시켰는데, 이러한 훈련은 턴, 점프 등과 같이 빠른 템포에서 수행하는 동작에서도 체간의 흐트러짐 없이 발레의 라인을 유지할 수 있게 도와준다.

결과적으로 단순한 턴아웃 동작을 넘어서, '지지–분리–통합'이라는 세 가지 요소를 동시에 조화롭게 수행하는 고관절 기반의 심화 훈련이다. 이를 통해 무릎, 발끝으로 이어지는 말단의 움직임에서도 중심이 흔들리지 않으며, 정렬과 근력의 균형이 잡힌 안정되고 아름다운 발레 라인을 구현할 수 있도록 도와준다.

1. 앉은 자세에서 고관절 분리

⦿ 동작 1.

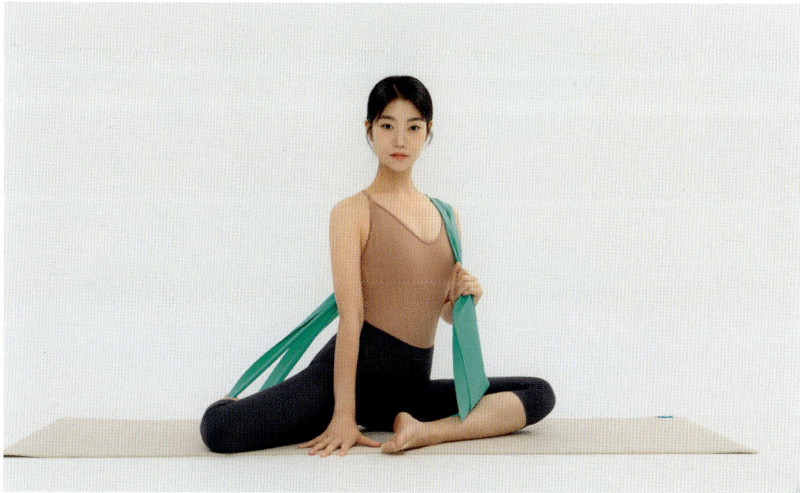

1. 한 발에 밴드를 감고 밴드를 어깨를 걸친 후 반대손으로 잡는다. 인어다리 모양(머메이드 포지션)으로 앉아 양 무릎을 같은 선상에 있도록 정렬을 잡아준다.

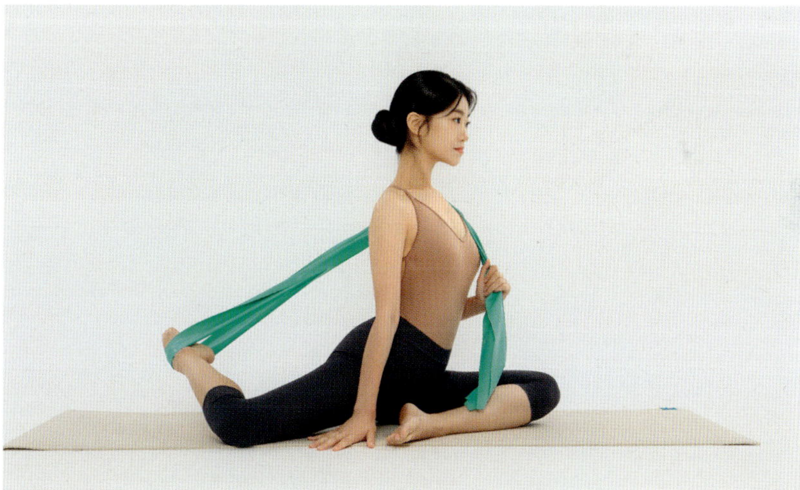

2. 상체를 회전시키며 고관절은 안쪽(내회전)으로 움직이게 한다.

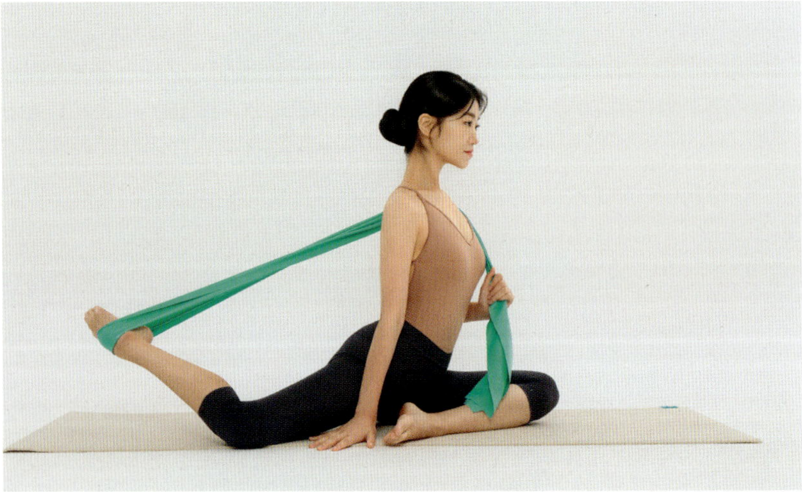

3. 밴드를 감은 발등을 바깥 방향으로 밀어내며 고관절이 펴지는 느낌으로 진행한다.

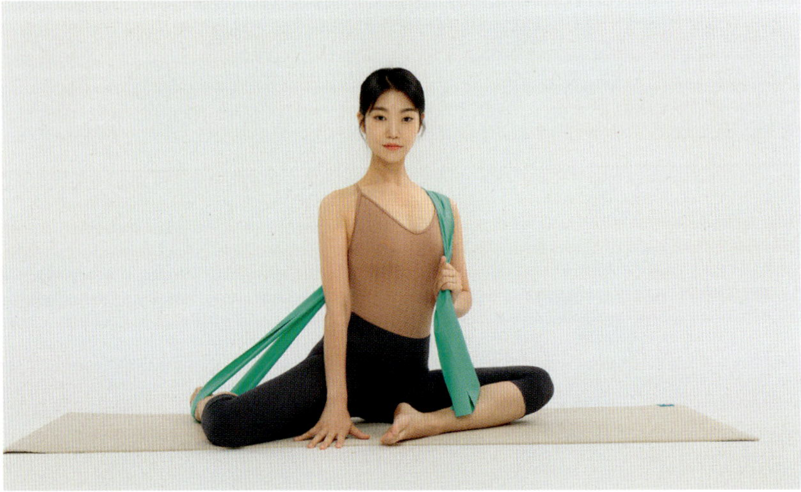

4. 다시 다리를 접으며 고관절을 바깥쪽으로 열면서(외회전), 상체도 함께 원위치로 돌아온다. 돌아올 때 코어의 안정성을 유지하며 부드럽게 움직여 준다.

⦿ 동작 1–1.

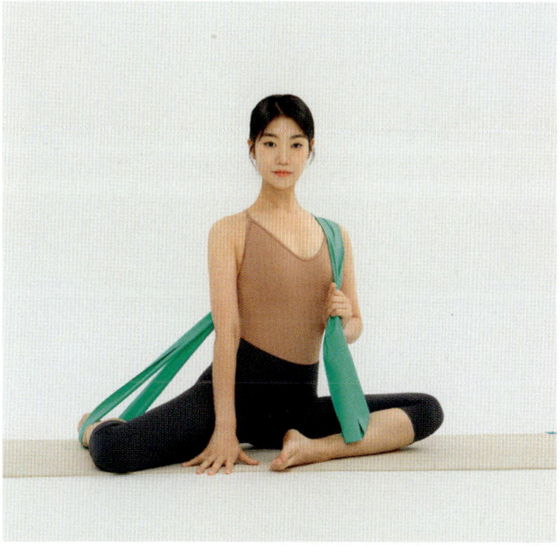
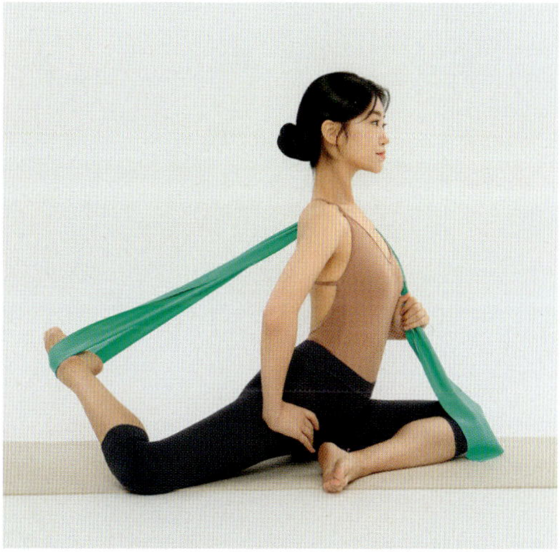

1. 한 발에 밴드를 감고 밴드를 어깨를 걸친 후 반대손으로 잡는다. 인어다리 모양(머메이드 포지션)으로 앉아 양 무릎을 같은 선상에 있도록 정렬을 잡아 준다.
2. 상체를 회전시키면서 밴드를 감은 쪽의 고관절을 안쪽(내회전)으로 움직인다. 이때 반대 손으로 골반을 고정하고, 밴드를 감은 발등은 바깥쪽으로 밀어내며 저항을 만든다.

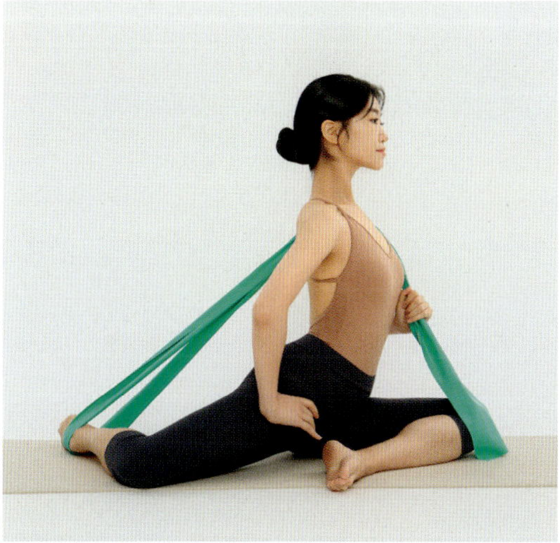
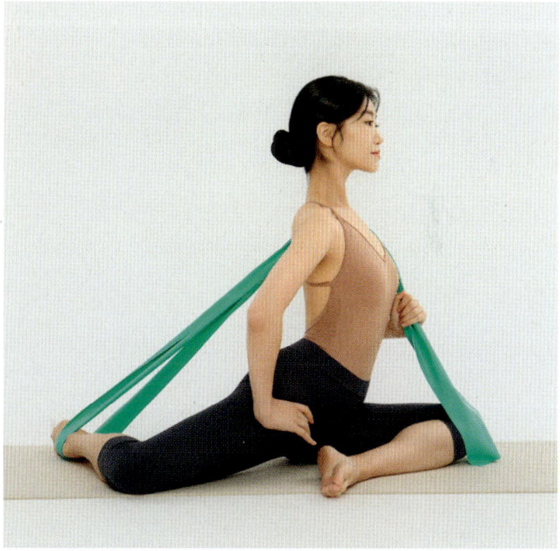

3. 내회전 상태를 유지한 채, 밴드를 감은 다리의 뒤꿈치만 바닥에 지긋이 눌렀다가 올라온다. 이때 상체와 골반은 유지한 채로 다리만 움직이는 동작을 천천히 반복한다. 고관절 안에서 다리가 회전하는 것을 느끼며 근육의 활성화와 정렬 유지에 집중한다.

2. 닐링 포지션(고관절 분리)

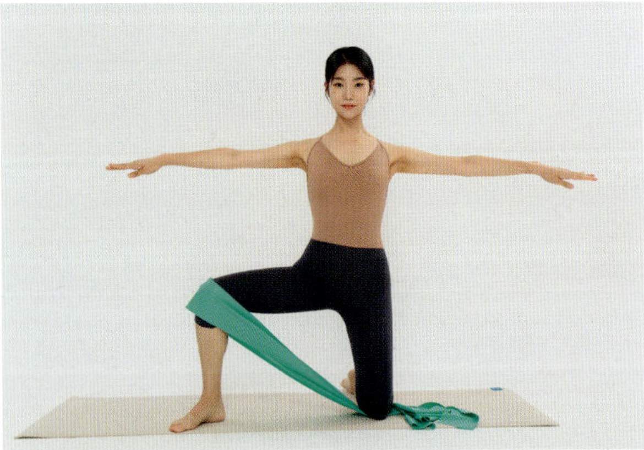

1. 한쪽 무릎에 밴드를 감싸고, 반대 다리의 무릎 아래에 밴드를 고정시켜 준다.
2. 밴드를 감싼 다리는 발목과 무릎이 수직이 되도록 하고, 고정된 다리는 무릎과 골반이 수직이 되도록 정렬해 준다.
3. 두 팔은 어깨 높이에서 옆으로 길게 뻗어주고, 엉덩이와 코어에 자극을 느끼며 고관절이 펴질 수 있도록 자세를 유지해 준다.

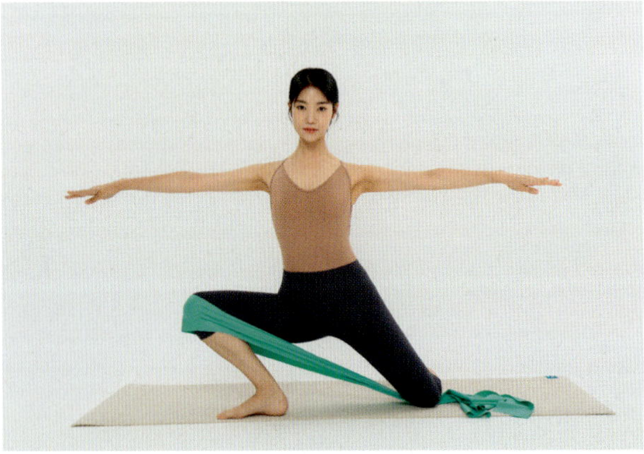

4. 발바닥은 고정한 상태로 뒤꿈치를 움직여 무릎을 턴인에서 아웃으로 열면서, 무게중심을 무릎 방향으로 이동시킨다.

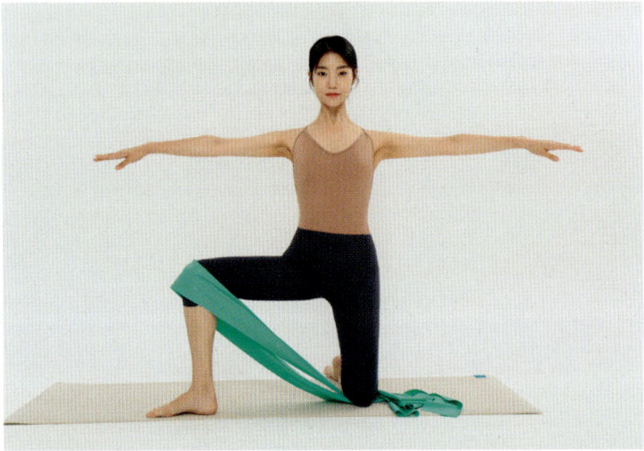

5. 코어의 긴장감이 풀리지 않도록 유지하면서, 골반과 몸통만 원위치로 돌아온다.

3. 엎드린 자세(둔근 강화 훈련)

⊙ 동작 1.

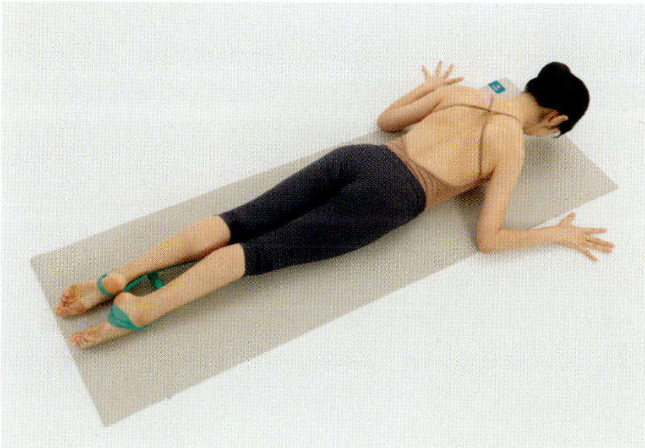

1. 밴드를 양 발에 감은 뒤, 두 발 사이에 한 바퀴 감아 고정하고 양손으로 밴드를 잡는다.
2. 엎드린 상태에서 골반 또는 가슴 앞쪽으로 밴드를 눌러 고정한다.
3. 두 팔은 어깨너비보다 넓게 벌리고, 손바닥은 몸 바깥 쪽으로 밀어내며 바닥을 단단히 눌러 준다.

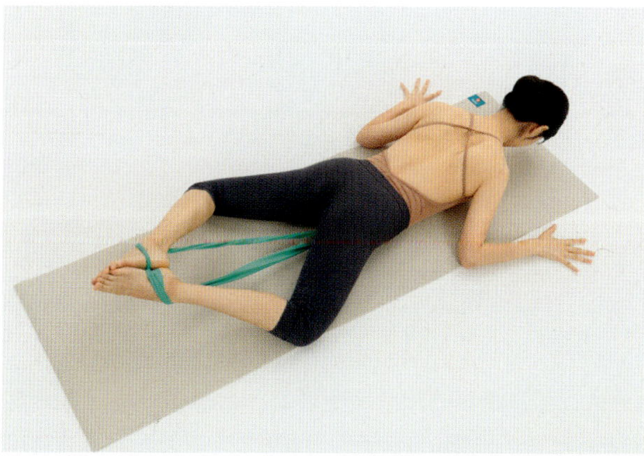

4. 무릎을 밖으로 벌려 접으며 발을 모아 바닥 방향으로 밴드의 저항을 느끼며 살짝 내려 준다.

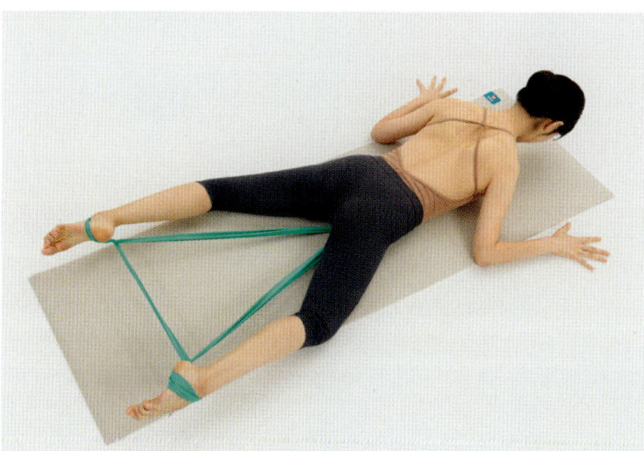

5. 발등을 바깥쪽으로 밀어내며 척추를 더욱 길게 늘린다. 이때 엉덩이에 전해지는 자극과 몸 전체의 연결을 느껴본다.

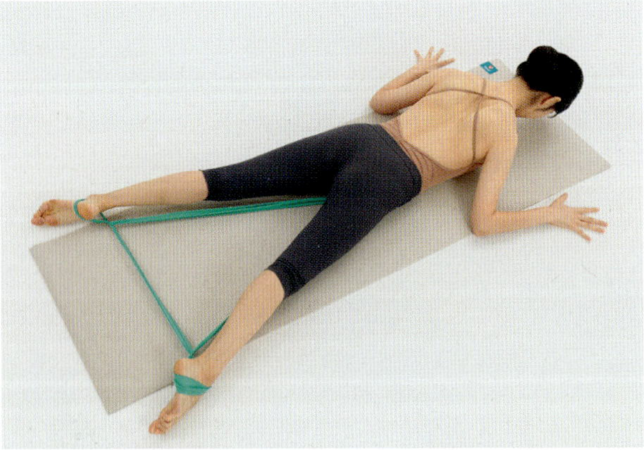

6. 발등을 바깥쪽으로 밀어내며 무릎을 펴고, 턴-아웃 된 상태에서 발등을 바닥으로 눌러 주며 길게 뻗는다.

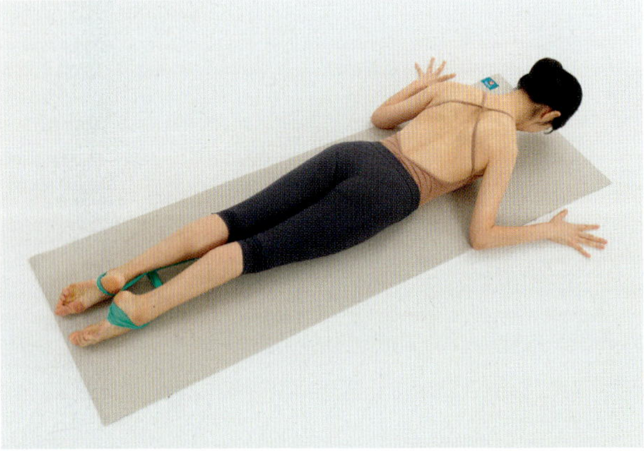

7. 두 다리를 천천히 모으며 엉덩이 밑을 단단히 받쳐 끌어올리는 느낌으로 다리를 길게 뻗어 준다.

⊙ 동작 2. 개구리 자세(둔근과 내측 연결)

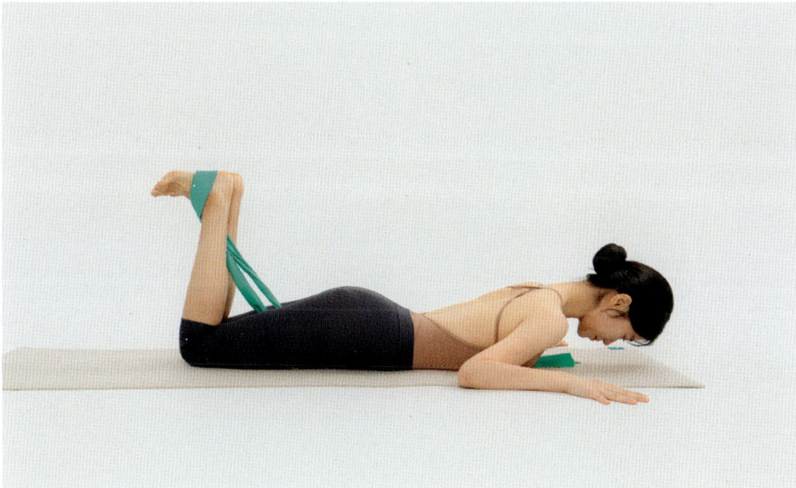

1. 밴드를 두 발에 감고, 두 발 사이에 한 바퀴 더 감아 고정한 뒤 골반이나 가슴 앞에 밴드를 눌러 준다.
2. 두 팔은 W자 모양으로 만들고, 팔꿈치는 가슴 옆에 위치한다. 손바닥은 몸 밖으로 밀어내며 코어의 자극을 느끼고 두 다리를 모은 상태에서 무릎을 살짝 굽혀 준비한다.

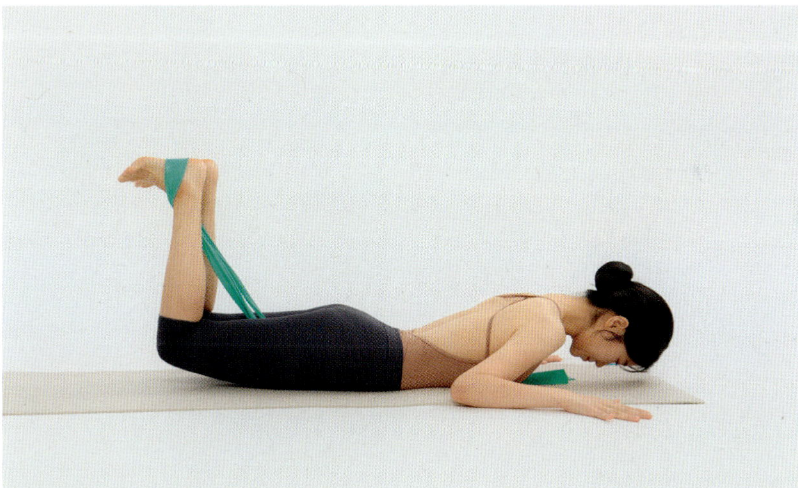

3. 복부의 긴장을 유지한 채, 무릎을 천장을 향해 부드럽게 들어 올린다. 이때 허벅지는 바닥에서 자연스럽게 떨어지도록 한다.
4. 다리가 벌어지지 않도록 중심을 유지하며, 천천히 다시 내려온다.

⊙ 동작 3. 고관절 단측 연결

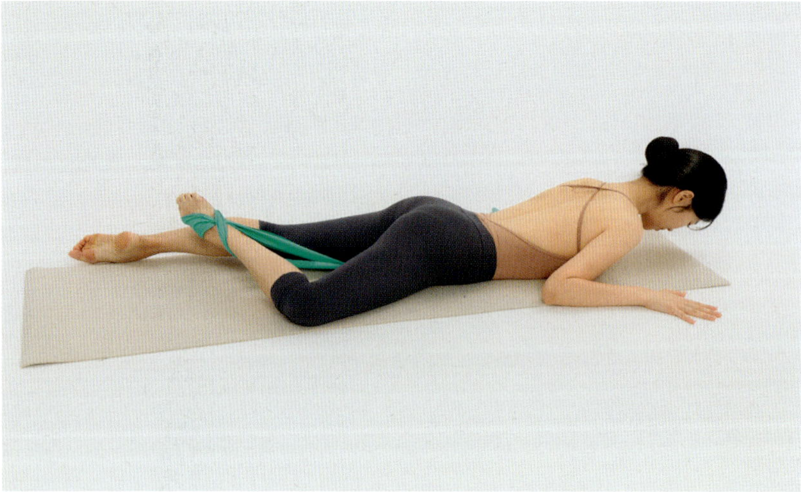

1. 한쪽 발바닥에 밴드를 감아 한 바퀴 돌린 후, 반대쪽 손으로 밴드를 잡고 가슴을 바닥에 대고 엎드린다.
2. 밴드를 감은 다리는 무릎 안쪽에 발끝을 붙여 파세(Passe) 자세를 만든다.

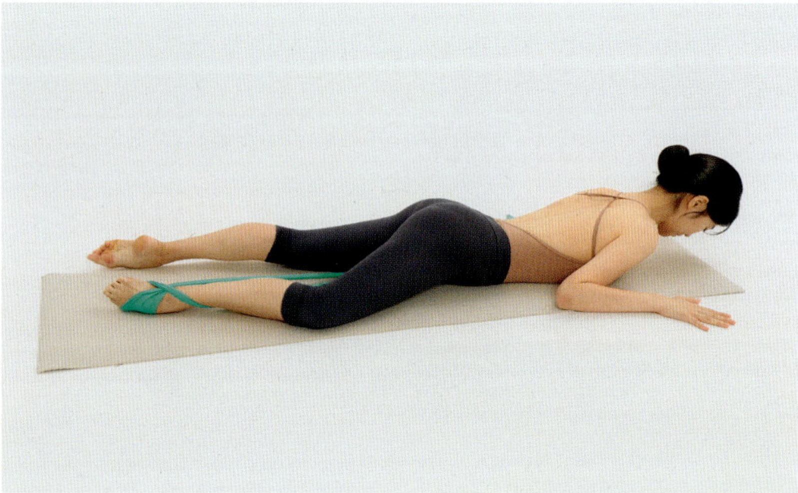

3. 파세한 다리는 턴 아웃 상태를 유지하며, 뒤꿈치를 바닥에 붙이고 발끝은 바닥에 닿지 않도록 한다.
4. 반대쪽 다리는 길게 뻗은 상태에서 뒤꿈치로 바닥을 지그시 눌러 준다.

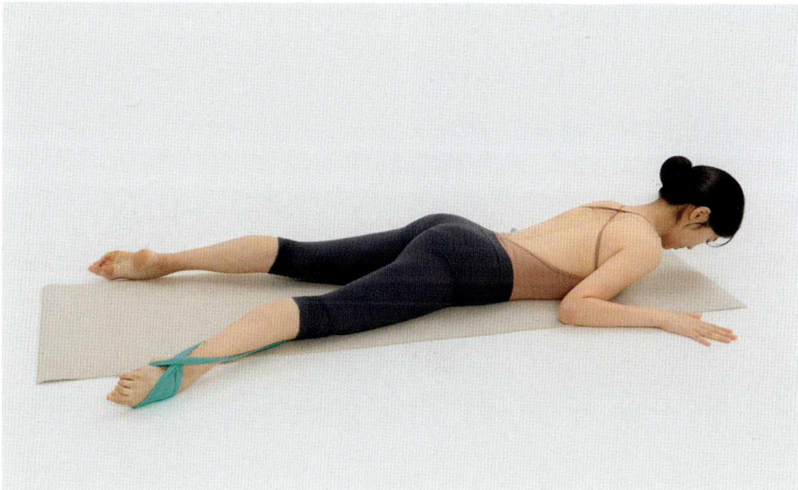

5. 파세한 다리의 무릎 위치는 고정한 채, 발등을 바깥쪽으로 밀어내며 엉덩이 아래쪽 근육(둔근 하부)에 자극이 오는지 확인한다.

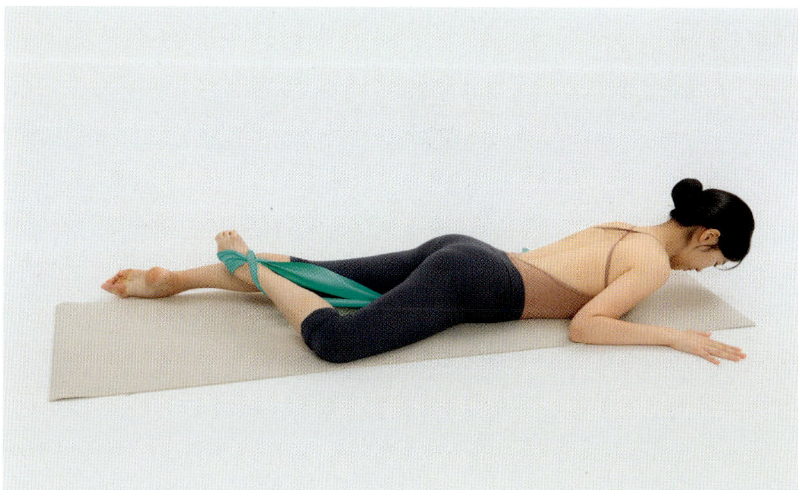

6. 다시 파세 자세로 돌아온다. 이때, 밴드를 잡은 손바닥을 바깥쪽으로 밀어내며 몸 전체의 연결을 느끼는 것이 중요하며, 동작 내내 양쪽 골반이 바닥에서 뜨지 않도록 주의한다.

4. 브릿지(고관절 분리 & 골반 안정화)

⊙ 동작 1.

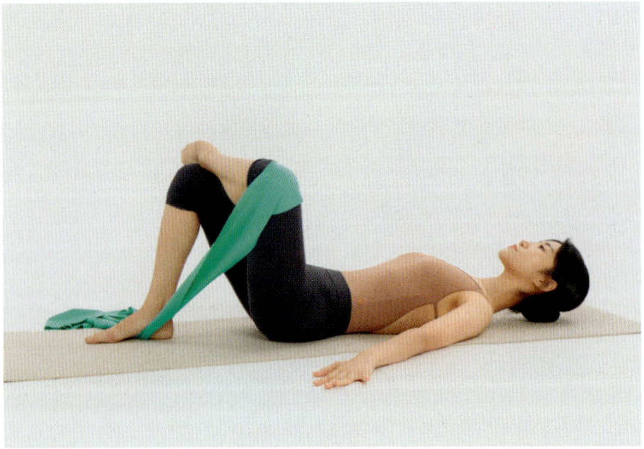

1. 한쪽 무릎에 밴드를 감고, 밴드의 끝을 반대쪽 발로 밟아 단단히 고정한다.
2. 밴드를 감은 다리의 발목을 반대쪽 무릎 위에 올린 후, 천천히 바닥에 누워 어깨와 등이 편안하게 바닥에 닿도록 정렬해 준다.

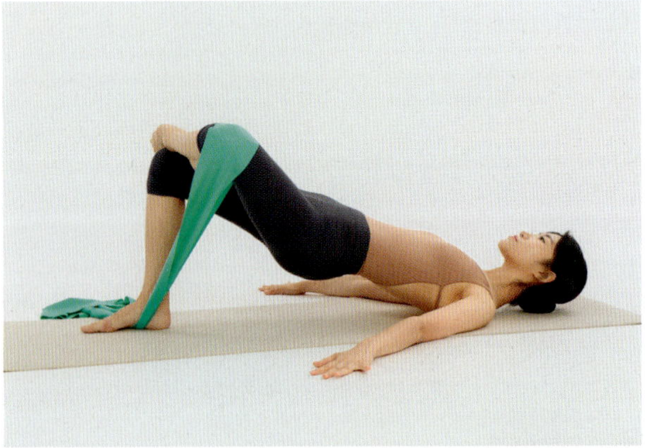

3. 숨을 내쉬며 복부와 엉덩이에 힘을 주고 골반을 천천히 들어 올려, 어깨부터 무릎까지 대각선 형태로 길게 유지한다.

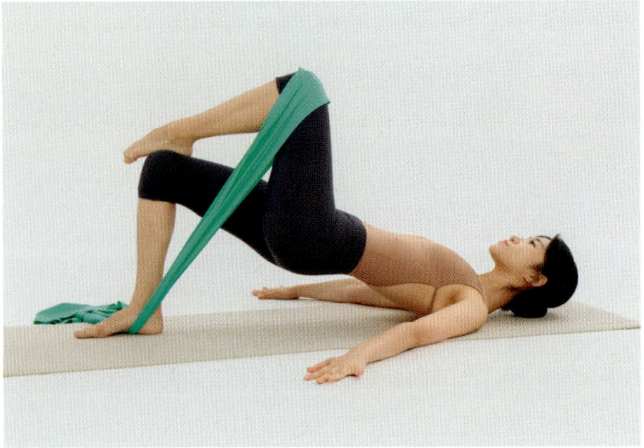

5. 골반은 유지한 채 밴드를 감은 무릎을 턴인으로 닫아 준다.

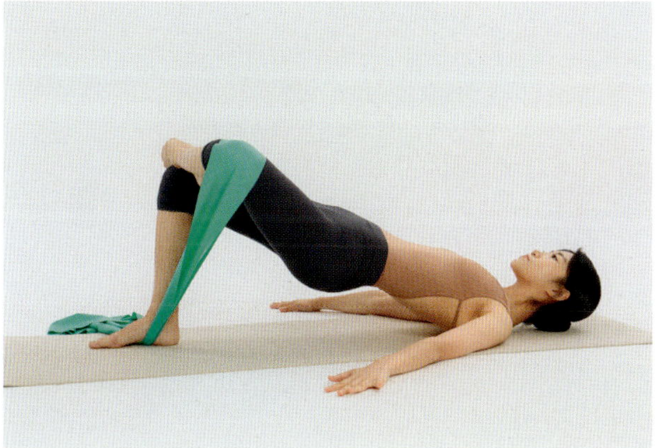

5. 대퇴골을 회전시키며 바깥 방향으로 열어준다. 천천히 무릎으로 반원을 그리듯이 움직이며 내측 허벅지로부터 엉덩이의 연결을 느껴본다.

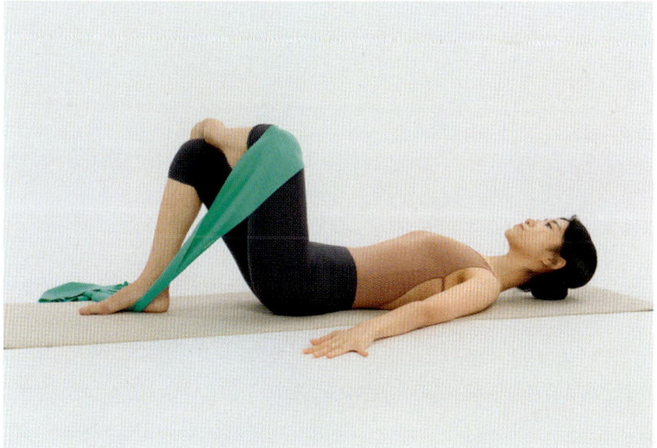

6. 이 동작을 3~5회 반복하며 움직이는 동안 고관절 주변 근육의 변화를 느껴본다. 숨을 내쉬며 척추를 분절하듯 등을 하나씩 바닥에 내려놓으며 시작자세로 돌아온다.

⊙ 동작 1-1.

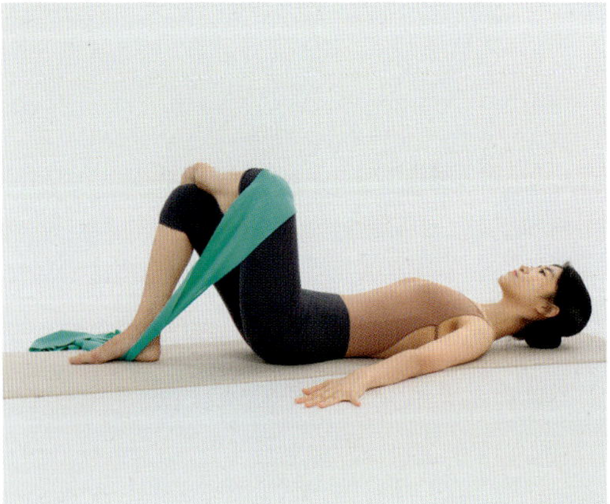
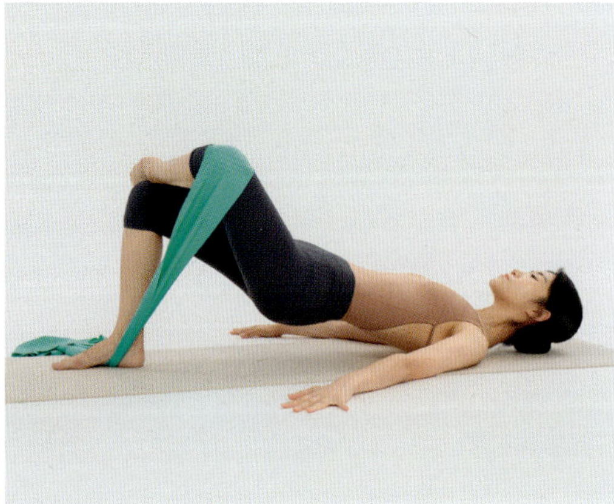

1. 한쪽 무릎에 밴드를 감은 뒤, 밴드의 끝을 반대쪽 발로 밟아 단단히 고정한다.
2. 밴드를 감은 다리의 발목을 반대쪽 무릎 위에 올린 후, 천천히 바닥에 눕는다. 이때, 어깨와 등이 바닥에 편안하게 닿도록 한다.
3. 숨을 내쉬며 복부와 엉덩이에 힘을 주어 골반을 들어 올린다. 몸 전체가 안정적으로 지지되도록 복부에 힘을 유지한다.

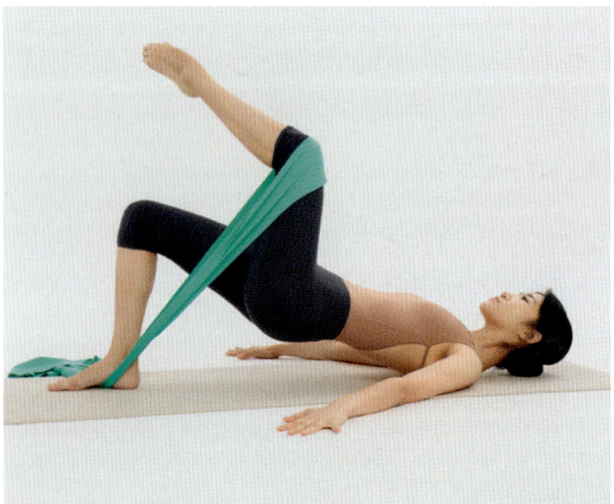
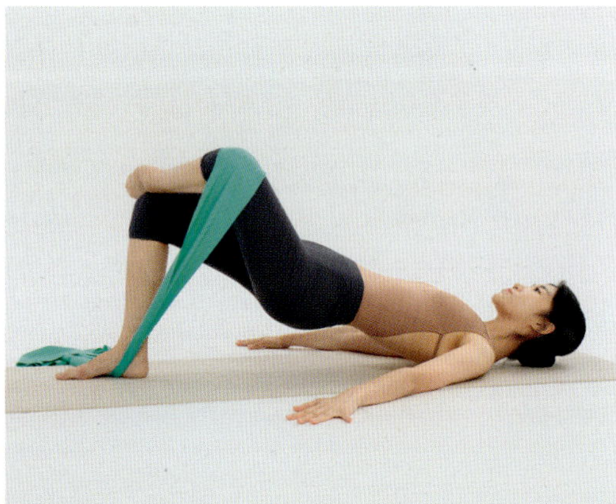

4. 밴드를 감은 다리의 발목을 천천히 위로 들어 올려 에뛰튜드 자세를 만든다.
5. 천천히 다리를 원래 위치로 되돌린 후, 숨을 내쉬면서 등을 바닥에 내려놓으며 시작자세로 돌아간다.

5. 사이드 자세(풀업을 위한 고관절 & 몸통 강화 훈련)

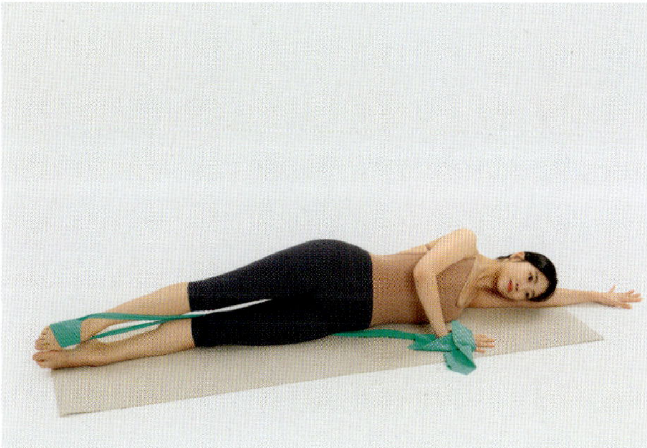

1. 한쪽 발에 밴드를 감아 한 바퀴 감싸듯 고정하고, 옆으로 누운 상태에서 한 손으로 밴드를 잡는다. 밴드는 엉덩이 옆 대전자 부위에 두고, 반대 손으로 바닥을 눌러 단단히 고정한다.

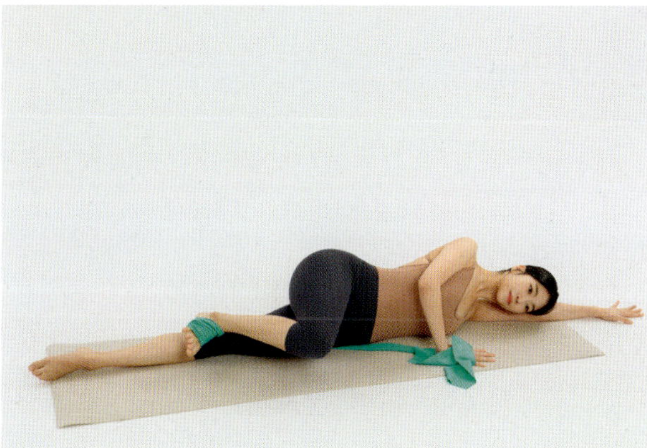

2. 위에 위치한 다리는 플렉스 상태를 유지한 채 무릎을 안쪽으로 접어 들어 올린다.

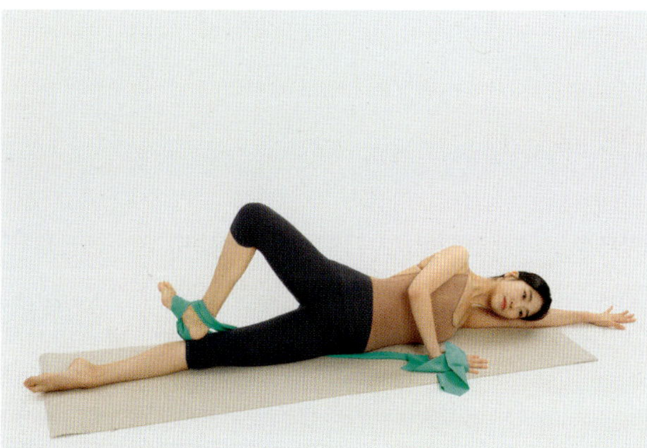

3. 바깥쪽으로 회전시키며 엉덩이의 자극을 느낀다.

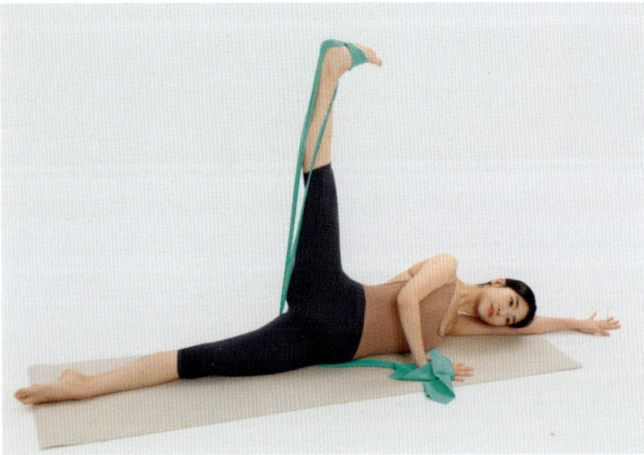

4. 밴드의 다리 반대쪽 몸통의 힘을 활용해 접은 다리의 발바닥을 천장 방향으로 뻗어내며 다리를 길게 펴 준다.

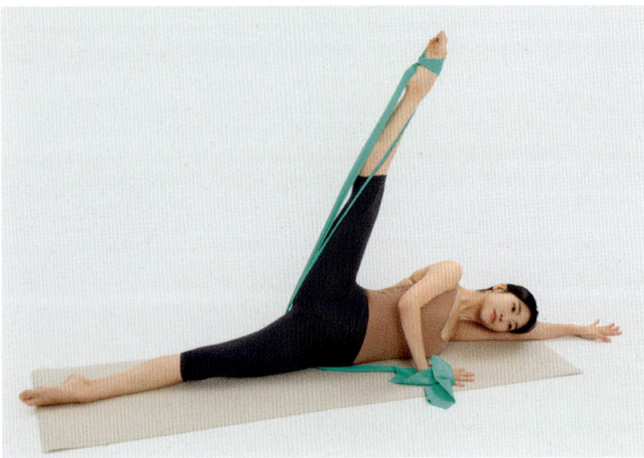

5. 밴드로 묶인 다리를 포인트로 길게 뻗어내며 동시에 반대쪽 다리를 바깥 방향으로 길게 뻗어낸다.
6. 이때 다리로만 움직이는 것이 아닌, 몸통 전체의 연결로 들어 올리는 감각에 집중한다.

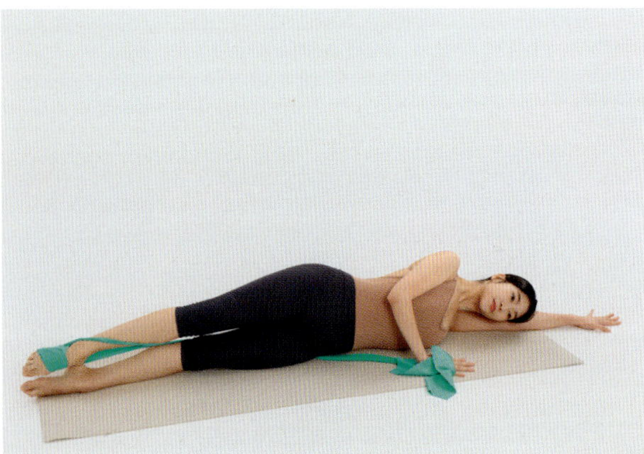

7. 밴드를 감은 다리의 무릎을 옆구리에서부터 길게 뻗어내며 천천히 내려온다. 몸통과 엉덩이 외회전의 힘이 동시에 작용하는 것을 느끼며 동작을 진행한다.

6. 누운자세(풀업을 위한 고관절 열기 & 코어 안정 훈련)

⦿ 동작 1.

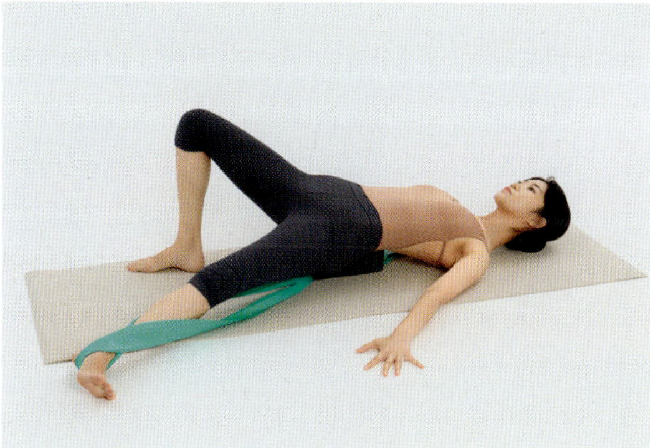

1. 한쪽 다리에 밴드를 감아 밴드의 끝을 블록 밑에 고정하고, 천골이 블록 위에 놓이도록 눕는다.
2. 반대쪽 다리는 약 45도 각도로 열어 무릎과 발이 같은 방향을 향하도록 정렬하며, 무릎을 접은 채로 발바닥으로 바닥을 단단히 눌러 준다.

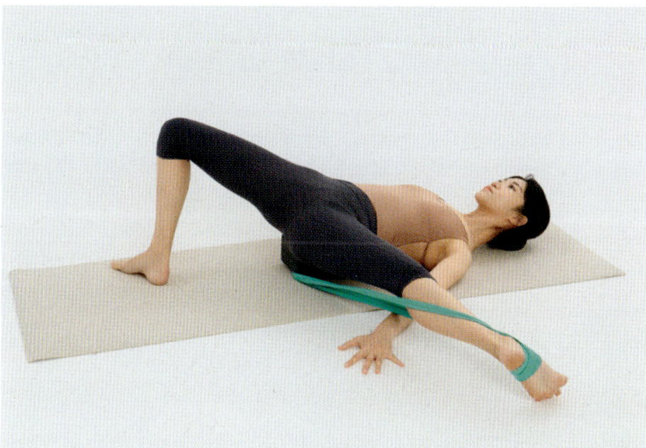

3. 밴드를 감은 다리는 골반 옆 방향으로 천천히 끌어당기며 길게 뻗어낸다. 이때 허벅지를 바깥으로 열고, 엄지 발끝이 바닥을 누를 수 있게 정렬해 준다.

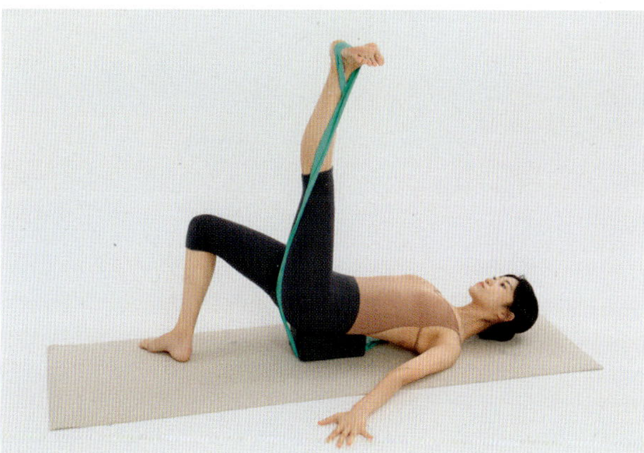

4. 두 손은 바닥을 길게 누르며 코어의 힘을 느끼고, 감싼 다리를 천장 위로 들어 올린 후, 바닥 쪽으로 천천히 내리며 큰 반원을 그리듯 반복한다. 반대 방향으로도 5~10회 진행한다.

⊙ 동작 2.

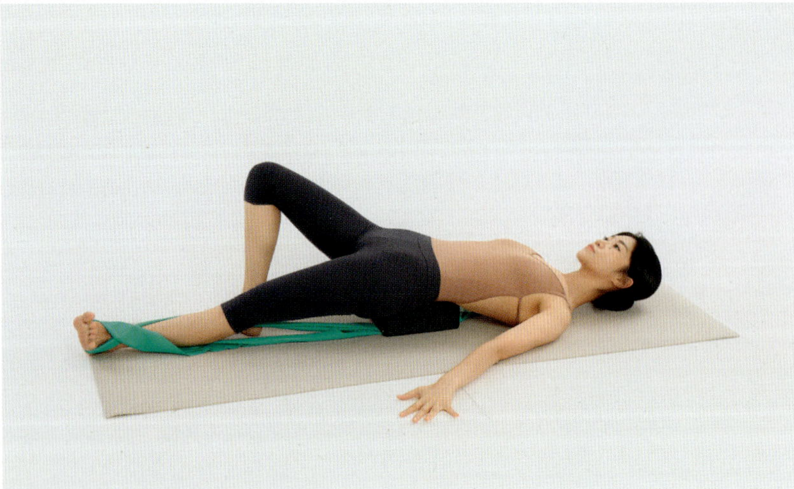

1. 한쪽 다리에 밴드를 감아 밴드의 끝을 블록 밑에 고정하고, 천골이 블록 위에 놓이도록 눕는다.
2. 반대쪽 다리는 약 45도 각도로 열어 무릎과 발이 같은 방향을 향하도록 정렬하며, 발바닥으로 바닥을 단단히 눌러 준다.

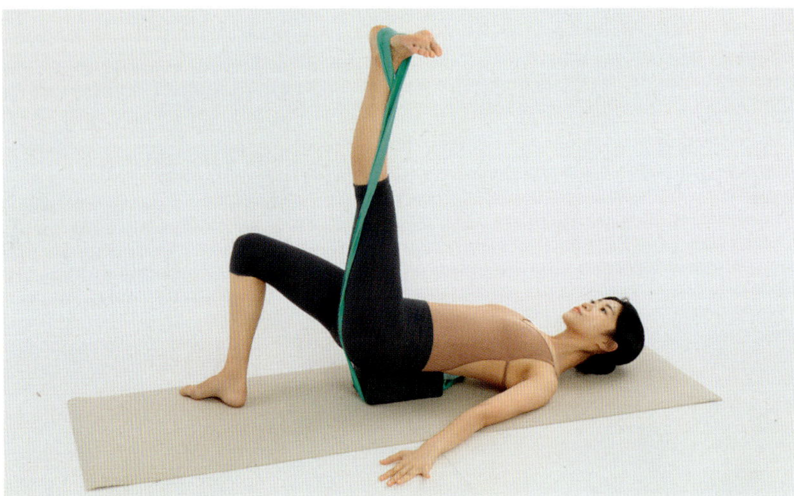

3. 두 손은 바닥을 길게 누르며 코어의 힘을 느끼고, 감싼 다리를 천장 위로 들어 올린다. 이때 등에서부터 다리를 들어주는 느낌으로 진행한다.

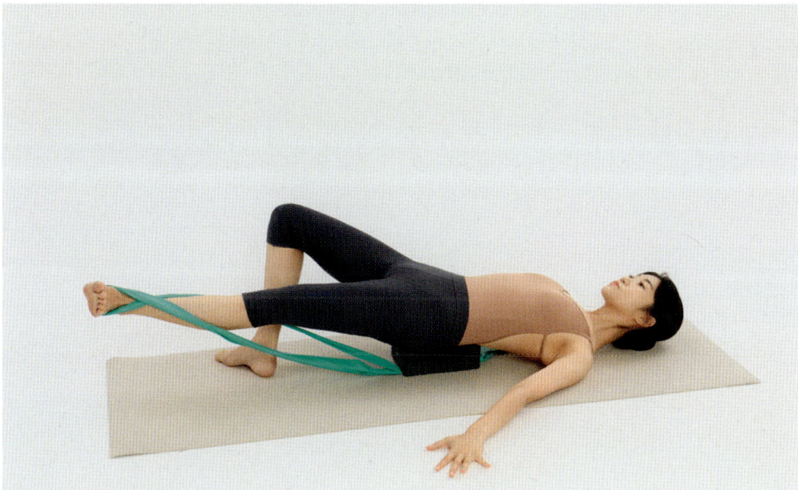

4. 몸통에서부터 다리를 바닥 쪽으로 천천히 길게 내려 준다.

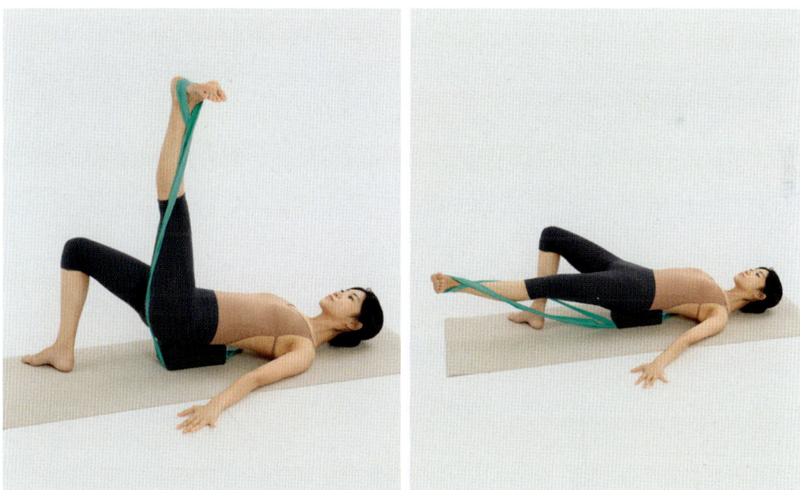

5. 다리를 천장 위로 천천히 들어 주고 내리며 반복한다. 이때 몸통의 힘이 빠지지 않도록 주의한다.

4-4 척추 분절 및 등과 복부의 협응 훈련: 동작의 효과

앞에서 완벽한 발레 라인을 만들기 위한 턴아웃 훈련을 진행했다면, 여기에서는 그 위에 상체의 표현력과 섬세함을 더하기 위한 구성이다. 풀업 개념을 전제로 척추를 부드럽게 분절하며 움직임을 정제하고, 등과 복부의 협응을 통해 상체 중심의 연결된 감각을 회복하고 확장하는 데 중점을 두었다.

특히 척추 분절이라는 개념을 기반으로, 한 마디씩 움직임을 인식하고 조절하는 능력을 기르는 것이 목표이다. 몸통의 곡선, 회전, 후굴 등의 다양한 형태를 밴드의 저항과 함께 조율하면서, 복부의 깊은 수축과 등의 확장 감각을 동시에 자극하는 훈련은 하체 주도의 동작에서도 체간이 흔들리지 않도록 고정하고, 척추 길이의 연속성을 유지하는 데 핵심적인 역할을 한다.

또한, 닐링 자세나 브릿지 등 불안정한 조건에서 진행되는 동작들은 등과 복부의 균형 잡힌 협응을 요구하며, 이는 단순한 상체 유연성을 넘어 상체와 하체 간 연결을 원활하게 이어주는 능력으로 확장된다. 이로써 발레에서 상체의 흐름과 표현이 중요한 기술들에 필수적인 기반을 다지게 된다.

결과적으로 척추를 분절하는 정제된 움직임을 바탕으로 등–복부–골반–다리까지 이어지는 신체 전체의 연결을 통합하고 확장하는 훈련이다. 이는 단순한 유연성을 넘어서 중심 정렬, 체간 안정성, 라인의 흐름을 세밀하게 조절하는 능력으로 이어지며, 발레 전반에 걸쳐 표현력과 기능성을 동시에 향상시키는 데 중요한 기반이 된다.

1. 닐링 포지션(코어 강화 & 척추 분절 운동)

⦿ 동작 1.

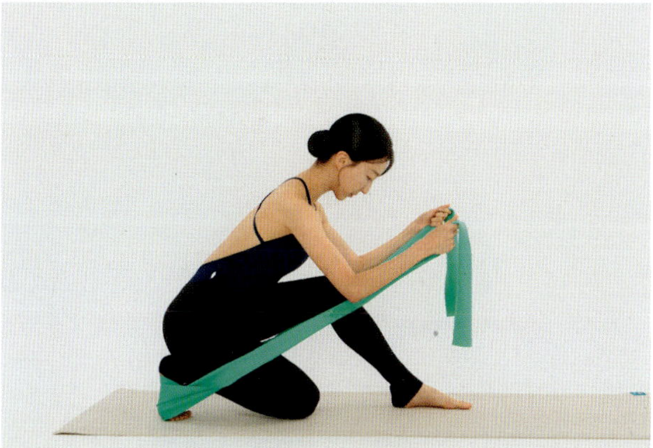

1. 한쪽 다리를 90도로 세워 앞에 두고, 발바닥 아래에 밴드를 감싼 후 양손으로 단단히 잡는다.

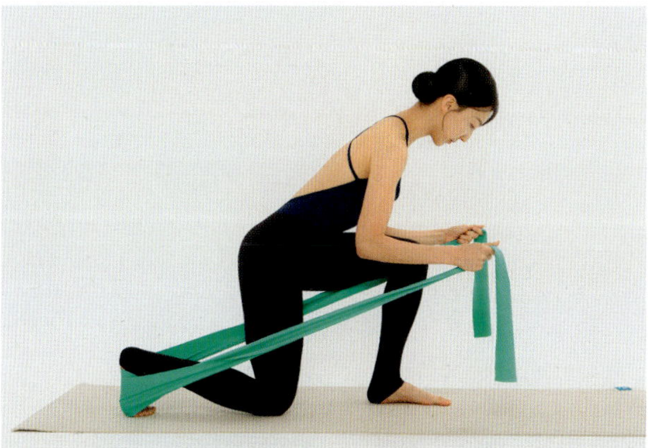

2. 체중은 뒷다리에 두고 시작하여, 앞발로 바닥을 누르며 무게중심을 천천히 앞으로 이동시킨다.

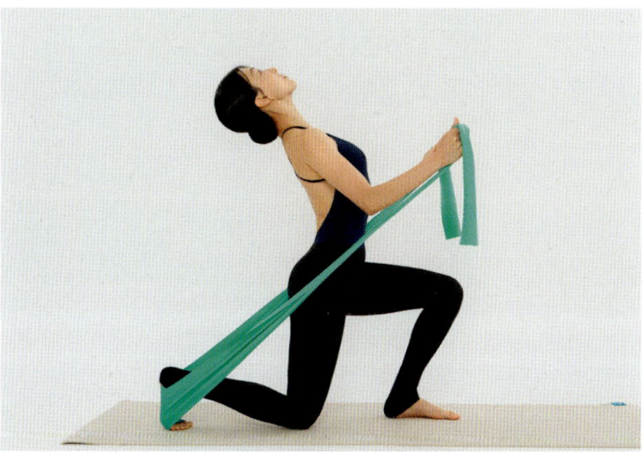

3. 동시에 양손으로 밴드를 천장 쪽으로 당기며, 상체는 포물선을 그리듯 부드럽게 뒤로 넘어가고 척추를 길게 늘이는 느낌에 집중한다.

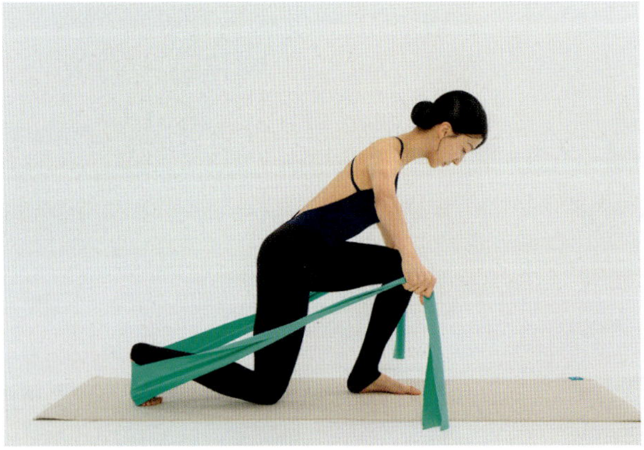

4. 다시 상체를 세우며 팔꿈치를 들어 양팔을 바깥쪽으로 펼치고, 중심을 앞다리로 옮기며 코어와 등의 안정성을 유지해 준다.

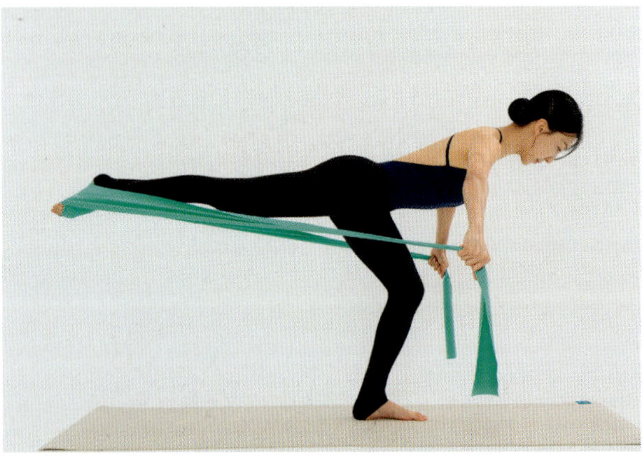

5. 뒷다리를 천천히 들어 올려 힘껏 뻗어주며 균형을 잡고, 정렬된 자세로 버틴다.

⦿ 동작 2.

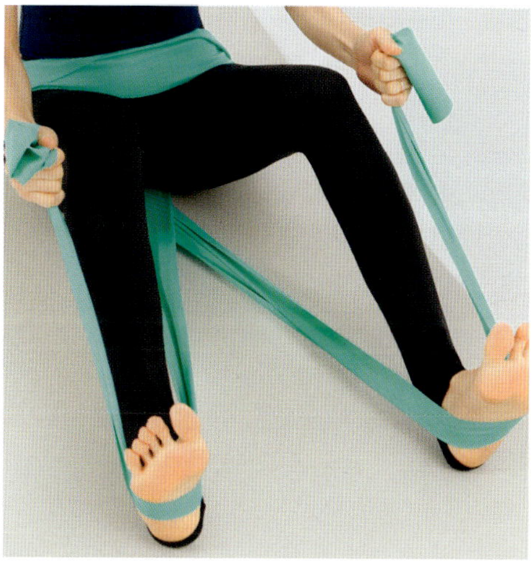

1. 밴드를 골반에 감싼 뒤, 양 끝을 발뒤꿈치에 바깥쪽에서 안쪽으로 고정하고 양손으로 단단히 잡는다.

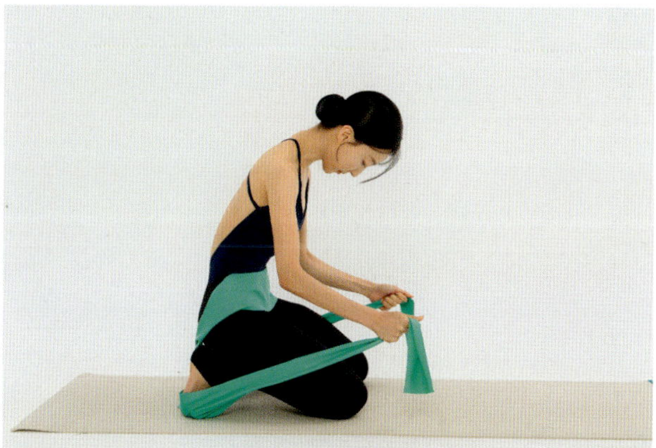

2. 밴드의 저항을 이용해 코어와 엉덩이에 힘을 주며 골반을 중립 위치에 안정적으로 세워 준다.

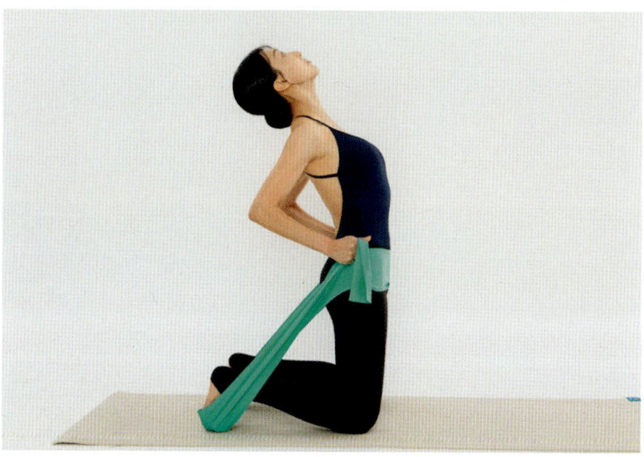

3. 가슴을 천장 쪽으로 부드럽게 들어 올리며 척추를 길게 신장시킨다. 이때 팔꿈치를 뒤쪽으로 살짝 보내 등 전체에 자극을 느낄 수 있도록 한다.

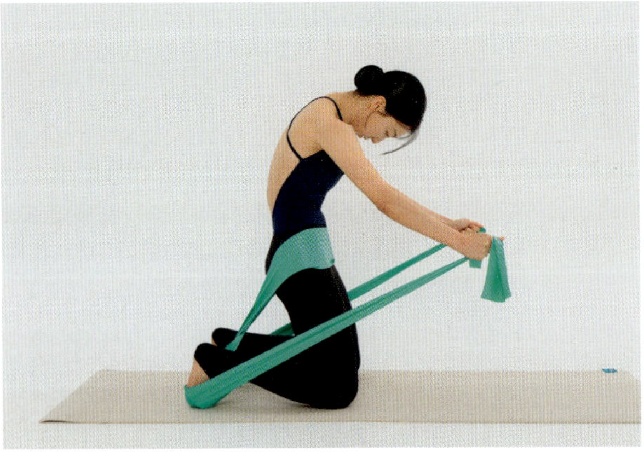

4. 양손을 가슴 앞으로 당기며, 코어의 긴장을 유지한다.

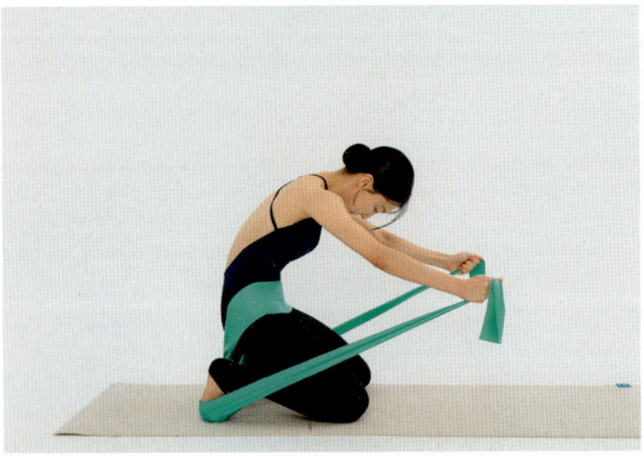

5. 머리부터 척추를 하나하나 동그랗게 분절하듯 천천히 골반을 접으며 내려간다.

2. 앉은 자세에서 코어 운동(척추 이완과 코어 강화)

⊙ 동작 1.

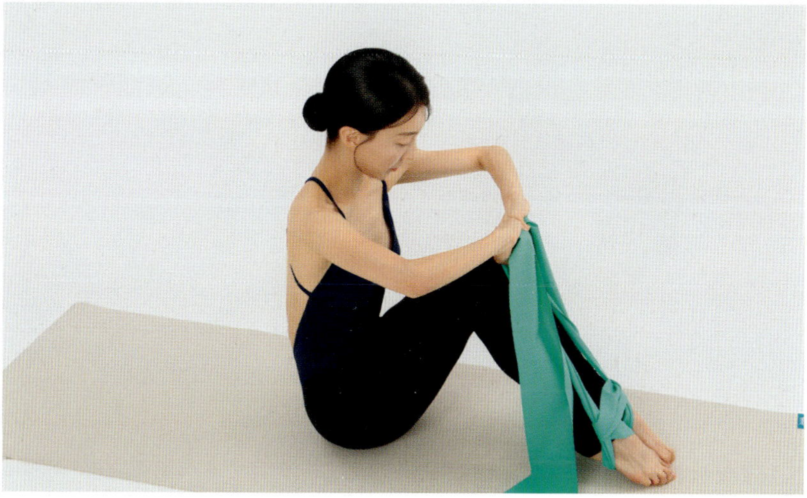

1. 밴드를 두 발의 발바닥에 감고, 밴드를 한 번 꼬아 양손으로 잡는다. 손등과 무릎을 맞댄 상태로 코어의 긴장을 느끼며 준비한다.

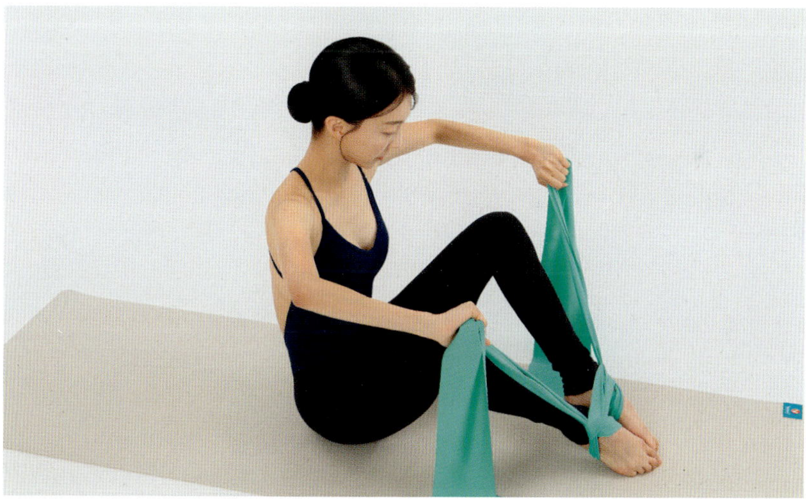

2. 팔꿈치를 바깥으로 열어 등과 코어의 연결을 느끼고, 뒤꿈치를 살짝 들어 발끝만 바닥에 닿게 한 뒤, 무릎은 약간 벌려 가볍게 굽혀 준다.

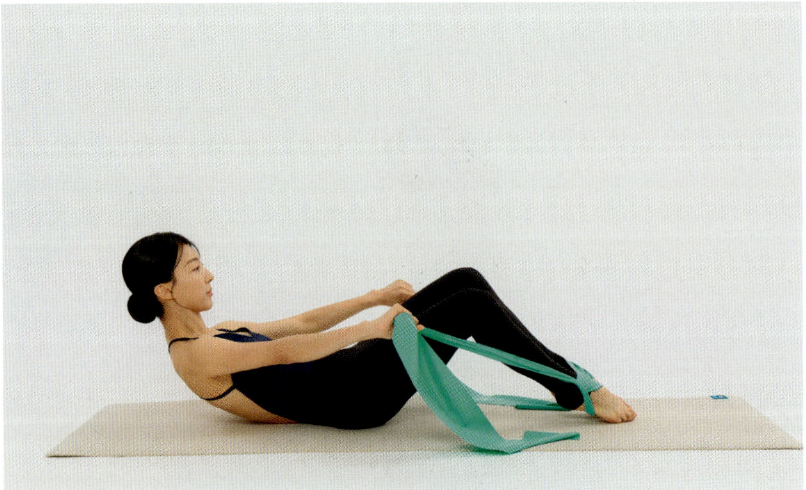

3. 고관절에 힘이 들어가지 않도록 주의하며, 복부를 아래에서 위로 끌어올리듯 사용해 척추를 길게 늘려 준다. 이때 골반을 둥글게 말며 천천히 날개뼈 끝까지 내려간다.

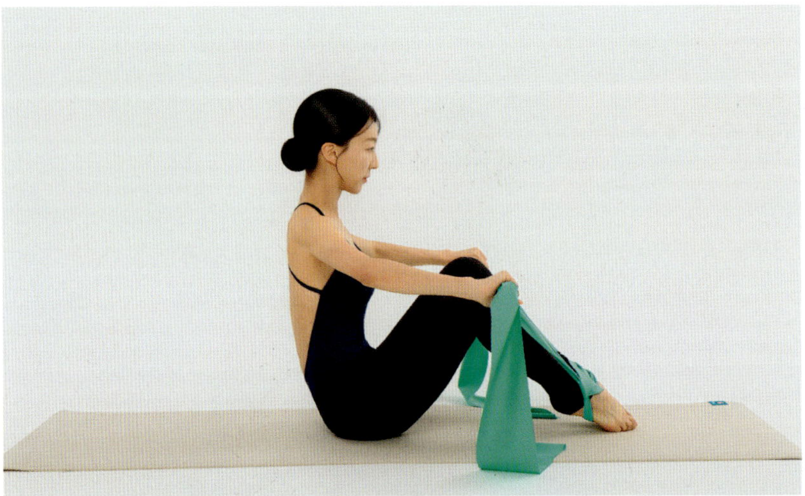

4. 복부의 긴장을 유지한 채, 요추부터 천천히 척추를 말아 올리며 다시 올라온다. 내려갔다 올라오기를 5~10회 반복한다.

⊙ 동작 2. 롤링with 밴드

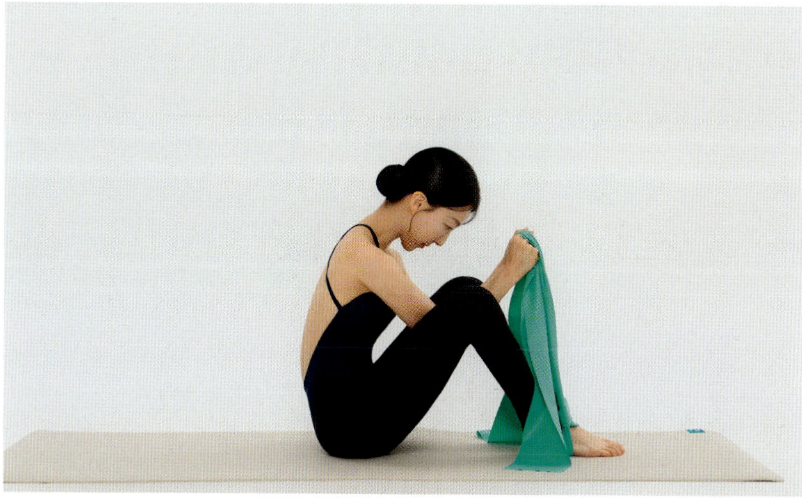

1. 밴드를 두 발의 발바닥에 감고, 밴드를 한 번 꼬아 양손으로 잡는다. 팔꿈치를 무릎 안으로 넣어 서로 저항을 주며 맞댄 상태로 코어의 긴장을 느끼며 준비한다.

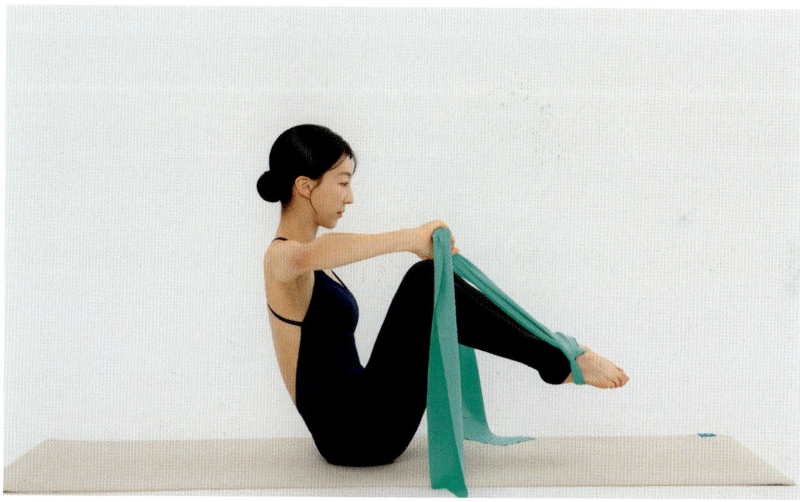

2. 팔꿈치를 바깥으로 열어 등과 코어의 연결을 느끼고, 발을 살짝 들어 바닥에서 들어준다.

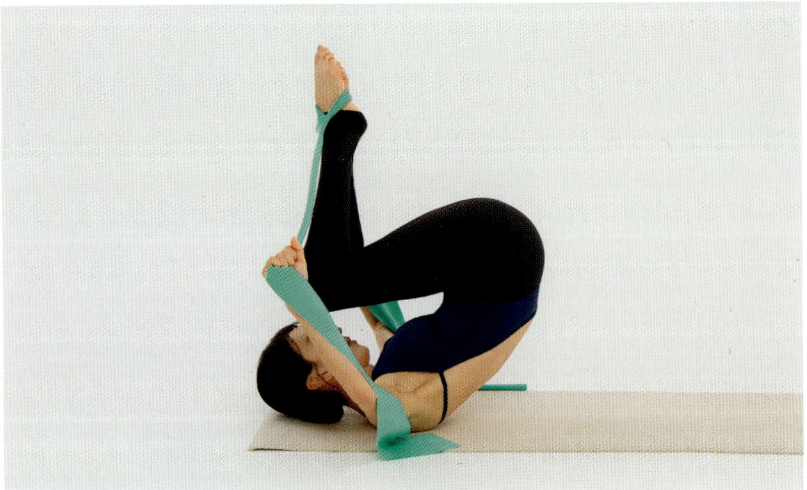

3. 몸 전체를 공처럼 말아 굴렀다가, 다시 시작자세로 되돌아온다. 척추 분절이 아닌, 형태를 유지하는 감각으로 동작을 5~10회 반복한다.

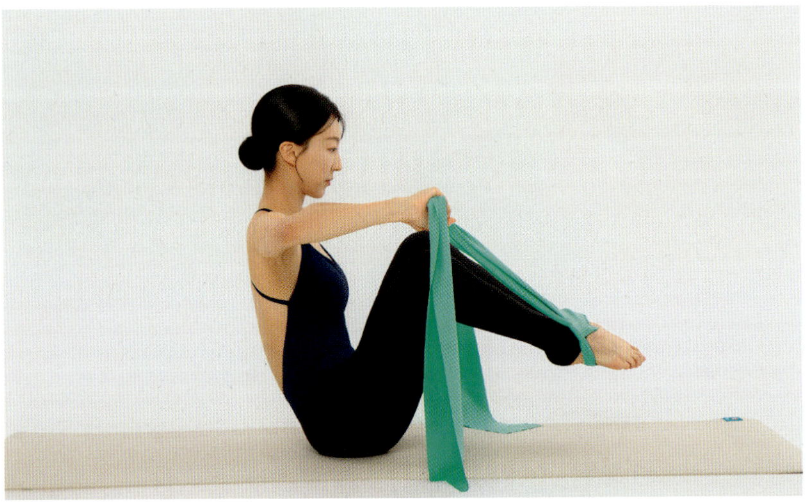

3. 고난도 코어 강화(롤링 with 밴드 & 중심 확장)

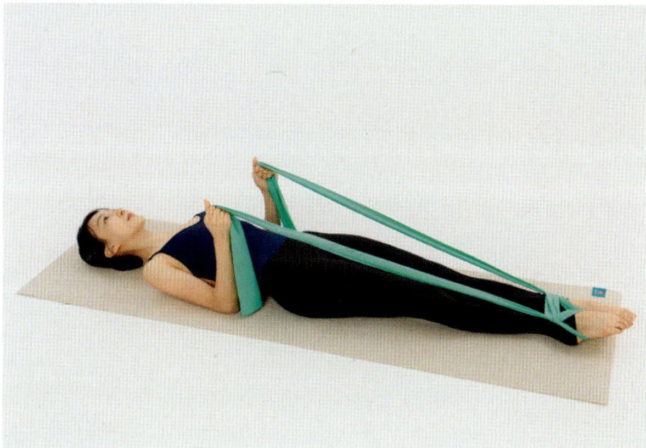

1. 앞에서 배운 '2. 앉은자세 코어 척추 운동'의 동작 1과 2가 안정적으로 수행 가능한 경우 진행한다. 밴드를 두 발의 발바닥에 감고, 밴드를 한 번 꼬아 양손으로 잡고, 다리를 길게 뻗어 바닥에 눕는다.
2. 팔꿈치로 바닥을 누르며 밴드를 당기고 흉골을 살짝 들어 주며 등의 활성화를 유도한다.

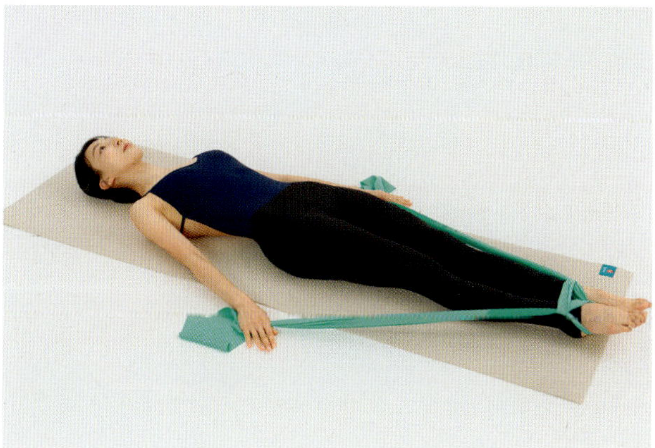

3. 팔꿈치를 펴고 손바닥으로 바닥을 누르며, 척추와 다리를 길게 늘려 복부와 등이 하나로 이어지는 느낌을 느껴본다.

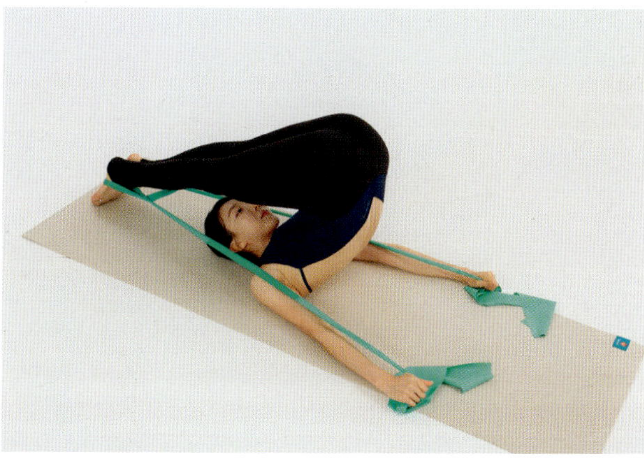

4. 몸통의 힘으로 다리를 들어 올리며 머리 뒤로 보낸다. 이때 밴드를 잡은 두 손을 바닥으로 힘껏 눌러 등의 연결을 느껴 본다.

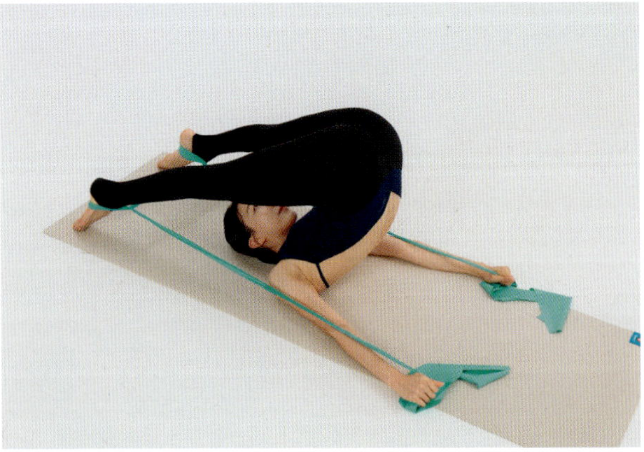

5. 복부의 힘을 유지한 채 두 다리를 골반 너비로 벌리며 윗 등부터 척추를 하나씩 굴려 내려간다.

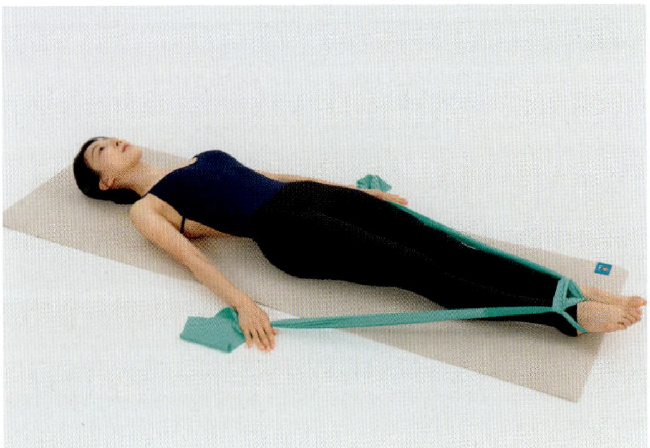

6. 두 다리를 모으고 다시 들어 올리며 동작을 3~5회 반복한다.

4. 브릿지

⊙ 동작 1. 둔근 강화 훈련–버티기

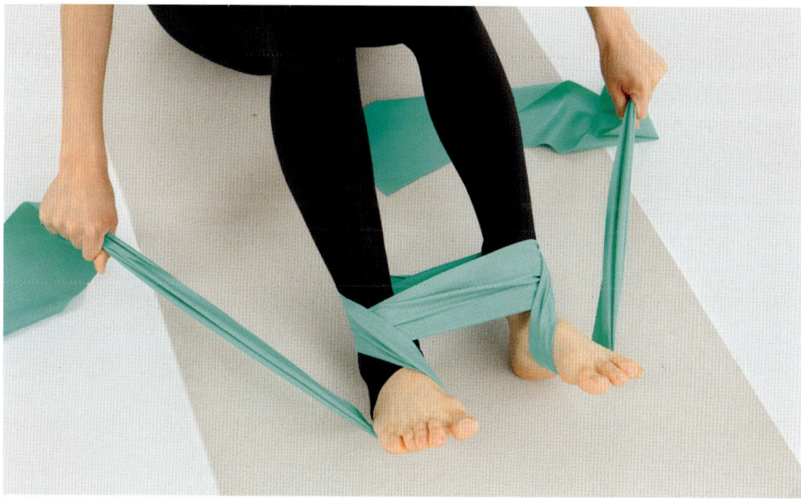

1. 발목을 감싸 아치 안으로 고정시켜 밴드를 양손으로 잡는다. 무릎 사이에는 블록을 고정하여 정렬해 준다.

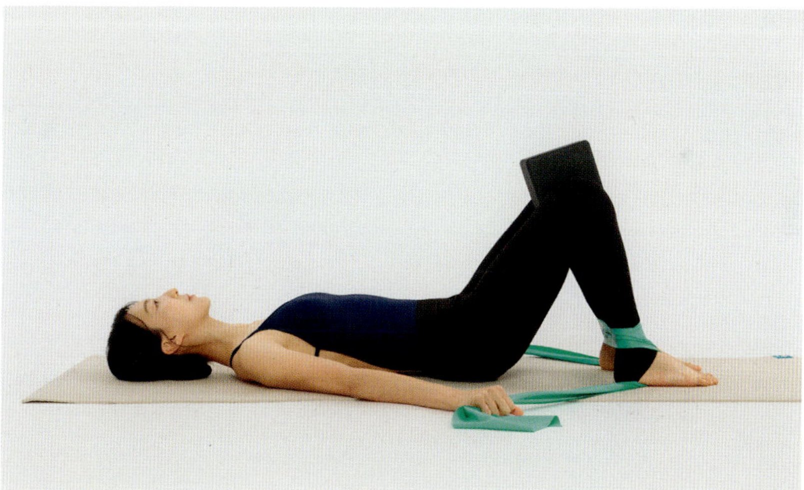

2. 무릎 사이에 블록을 끼워 주며, 밴드를 잡은 양손은 골반 옆으로, 무릎은 산 모양으로 만든 상태에서 발과 엉덩이의 거리를 적당히 둔다.
3. 밴드의 저항을 이용해 뒤꿈치를 바깥으로 살짝 밀고, 발바닥 전체로 바닥을 눌러 주며 발 포지션을 유지한다.

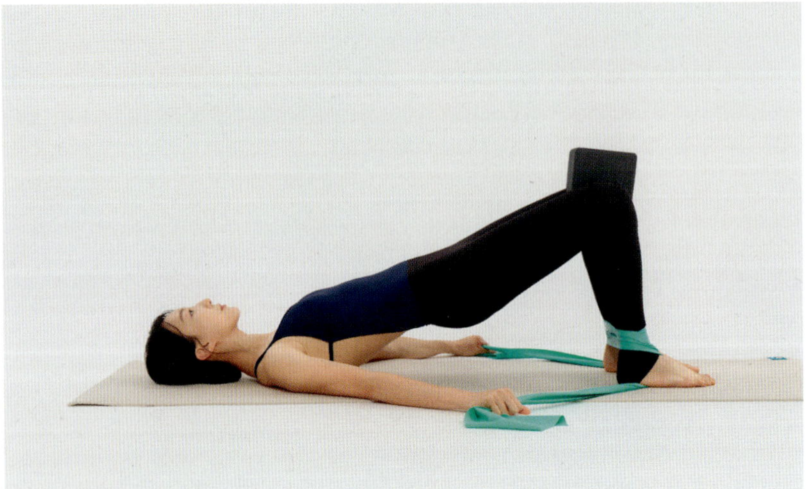

4. 동시에 엉덩이를 들어 올려, 어깨-골반-무릎이 일직선이 되도록 만든다.
5. 손끝과 머리를 바깥 방향으로 길게 뻗어 몸 전체의 연결을 느끼고, 블록을 과하게 조이지 않도록 주의하며 정렬을 유지해 준다. 이때 엉덩이 근육의 자극에 집중한다.

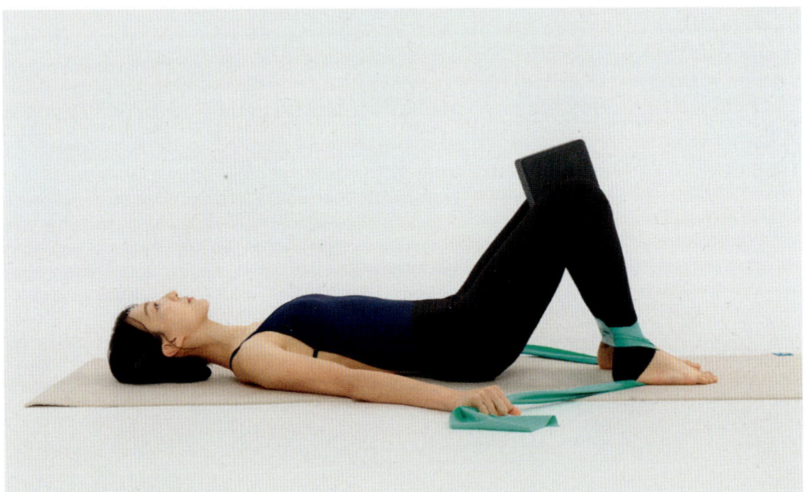

6. 엉덩이의 힘을 끝까지 유지한 채, 척추를 한 마디씩 분절하듯 천천히 바닥으로 내려오며 마무리해 준다.

⊙ 동작 2. 고관절 열기 & 힙 리프트 정렬 훈련

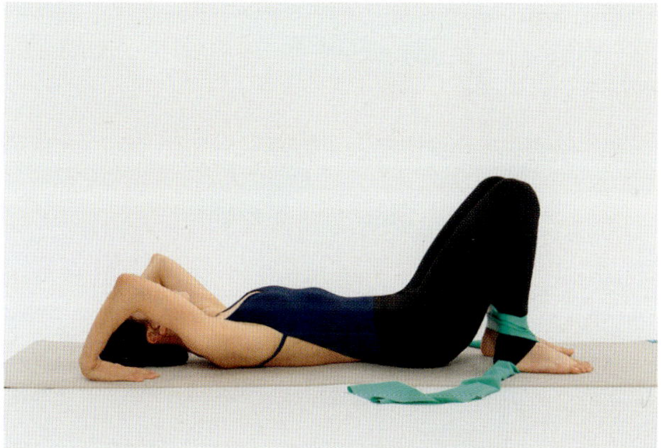

1. 발목을 감싸 아치 안으로 고정시켜 준다.
2. 무릎은 산 모양으로 만들고 엉덩이와 발의 거리가 가깝게 위치를 만들어 준다.
3. 손끝이 어깨를 향하도록 하여 양손을 귀 옆에 두고, 팔꿈치가 밖으로 벌어지지 않도록 하여 안정적으로 어깨를 유지한다.

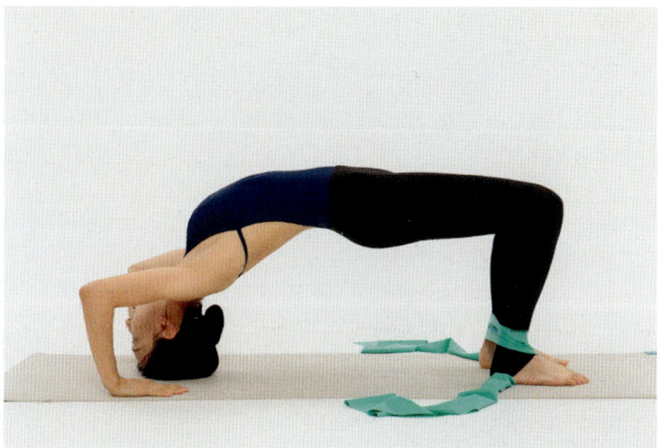

4. 두 발과 손으로 바닥을 힘 있게 밀어 엉덩이를 들어 올리고, 머리 정수리를 바닥에 댄다.

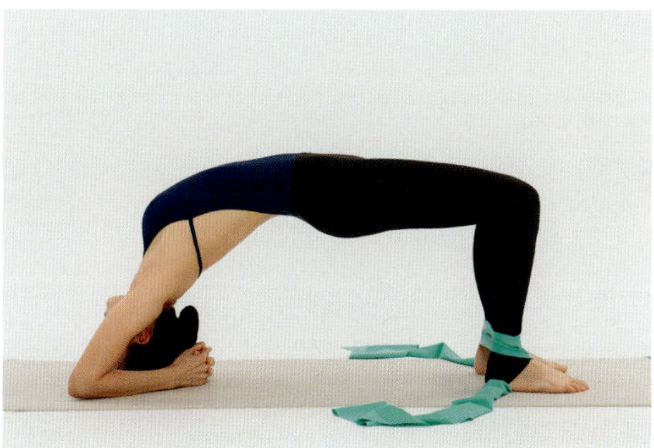

5. 두 팔이 벌어지지 않도록 머리를 팔꿈치로 감싸 준다.
6. 허벅지를 등 방향으로 밀어내며 등의 자극을 깊게 느끼고, 발과 팔의 힘을 함께 사용하여 엉덩이의 자극과 고관절 앞쪽의 개방을 유도한다.

⊙ 동작 3. 풀업 강화와 몸 전체의 연결

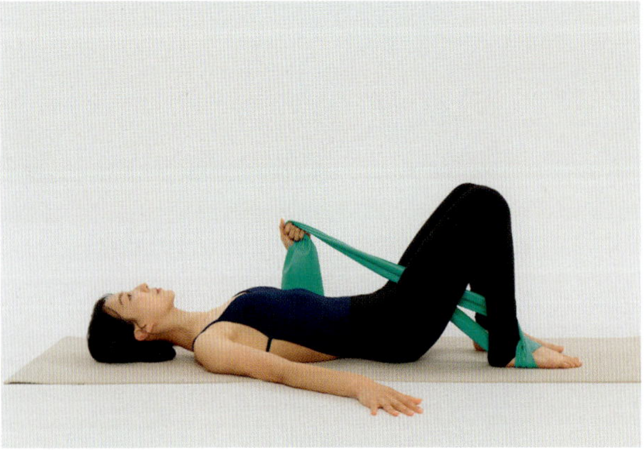

1. 한쪽 발의 아치에 밴드를 감고, 반대쪽 손으로 밴드를 잡는다.

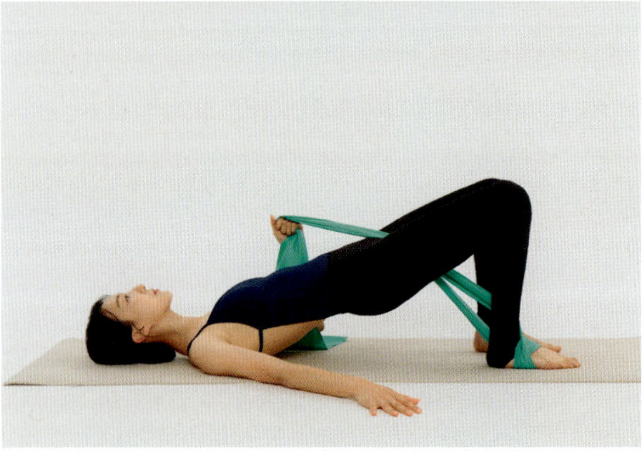

2. 숨을 내쉬며 복부와 엉덩이에 힘을 주고 골반을 들어 올린다.

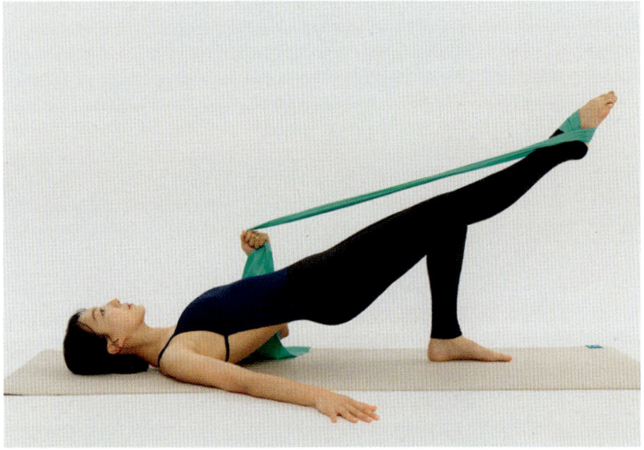

3. 지탱하는 다리는 바닥을 단단히 밀어 안정성을 유지하고, 밴드를 감은 다리는 저항을 이용해 무릎을 앞으로 길게 뻗어낸다.

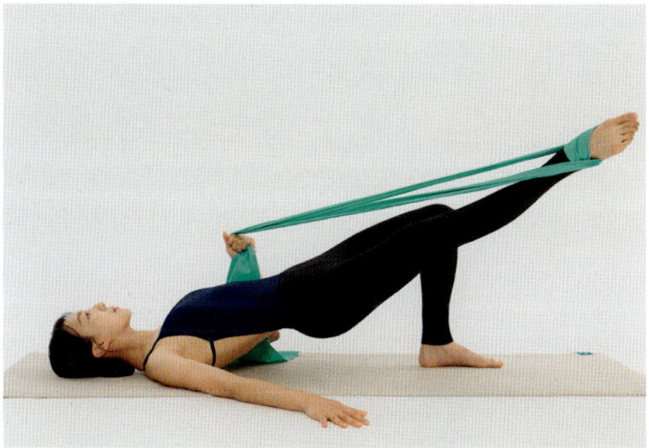

4. 뻗은 다리를 몸통의 바깥 방향으로 열어 준다.

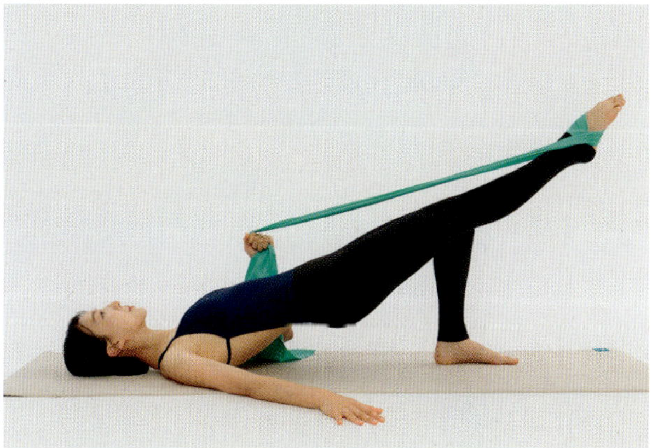

5. 밴드를 당기며, 밴드를 잡지 않은 반대손은 바깥으로 더 길게 뻗고, 복부는 더욱 강하게 끌어 당기며 두 다리를 다시 모아 준다.

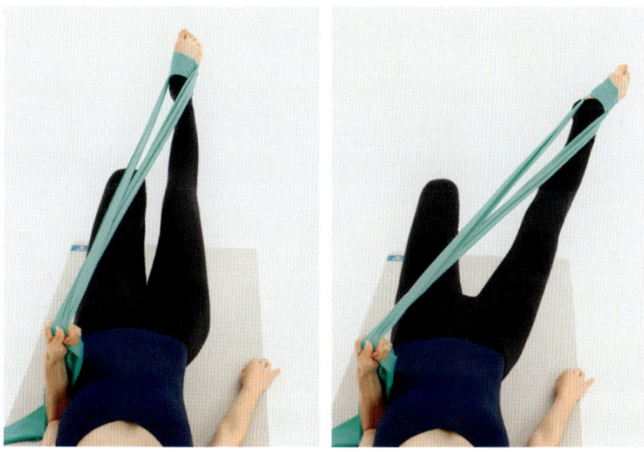

6. 밴드를 감은 다리를 바깥으로 열었다가 다시 모아 주며 동작을 반복한다.
7. 동일한 움직임을 5회 반복하여 몸 전체의 연결을 강화해 준다.

4-5 하체 리프트 및 중심 상승 훈련: 동작의 효과

지금까지 발레의 기본기 형성과 테크닉 기반 구축에 초점을 맞췄다면, 여기서는 보다 직접적으로 동작을 완성하고 유지하는 데 필요한 기능적 훈련으로 진행된다. 특히 하체를 공중으로 들어 올리는 '리프트(Lift)' 동작을 통해 코어 안정성, 중심의 끌어올림, 하체 정렬을 종합적으로 훈련하는 데 중점을 둔다.

대표적인 아라베스크 라인 훈련은 척추의 길이, 등-복부의 연결성, 섬세한 체중 이동을 포함한 테크닉을 익히게 해주며, 발끝부터 머리까지 이어지는 신장감을 통해 정확하고 단정한 라인을 표현할 수 있도록 도와준다. 또한, 중심다리를 기반으로 상체 확장을 유도하는 움직임은 데벨로페와 같은 고난이도 테크닉에서의 안정성 및 상체 표현에서도 큰 효과를 발휘한다.

지면 반발력을 활용한 점프 동작은 하체 전반의 근력을 강화하고, 도약 및 착지 시 정렬 유지 능력을 함께 훈련할 수 있게 해준다. 이는 리프트뿐 아니라, 공중 동작 전반에서 정렬을 유지하여 라인을 만드는데 중요한 역할을 한다.

결과적으로 하체 리프트 전반에 걸쳐 '중심-정렬-선'의 원리를 구현하는 데 초점을 맞추며, 지지력, 코어 안정성, 전신 협응력을 통해 아름답고 기능적인 테크닉을 완성해 간다. 이는 발레 전반에서 요구되는 정제된 표현력과 기교를 동시에 끌어올리는 핵심 훈련이 된다.

1. 스탠딩 동작

⊙ 동작 1. 아라베스크 훈련 동작

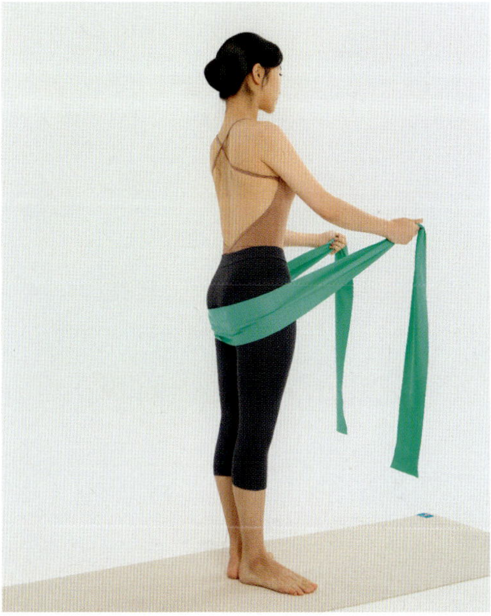

1. 두 다리를 작은 턴아웃 상태로 서고, 엉덩이 아래에 밴드를 감아 양손으로 잡은 후 팔을 앞으로 길게 뻗는다.

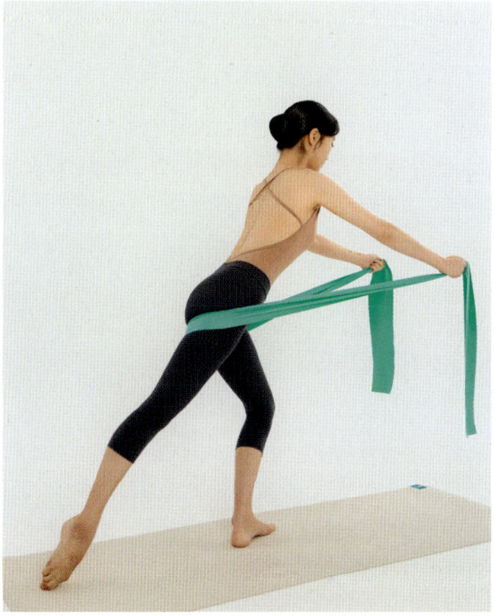

2. 한 다리를 골반보다 뒤쪽으로 길게 뻗어 무릎을 곧게 펴고, 발끝은 포인하여 엄지발가락 끝만 바닥에 닿도록 정렬한다.
3. 상체의 중심을 앞쪽 다리로 이동시키며, 무릎을 살짝 굽혀 안정적으로 체중을 지지해 준다. 이때 머리부터 척추, 골반, 다리까지 하나의 긴 선이 되도록 정렬을 유지한다.

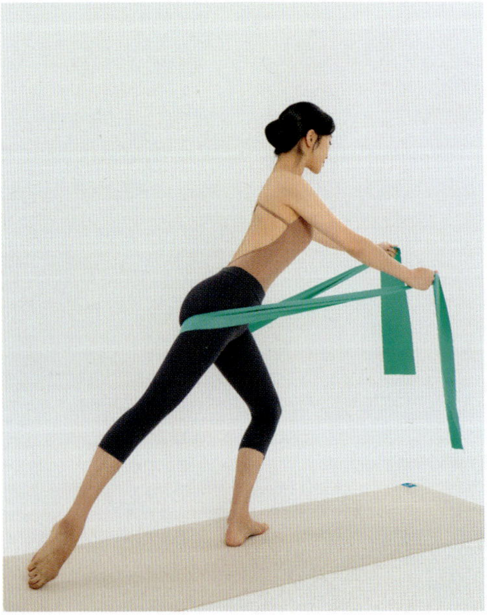

4. 뒤쪽 다리는 바깥 방향으로 더 길게 뻗으며, 반대 손은 앞쪽으로 뻗어내어 복부와 몸통 회전근을 더욱 자극한다.

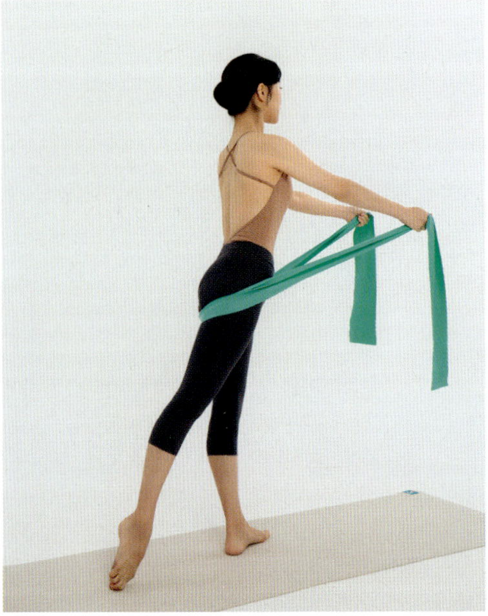

5. 양손의 밴드 길이를 맞추며, 복부의 힘을 유지한 채 앞발로 바닥을 지그시 눌러 중심을 끌어올리며 천천히 기립 자세로 돌아온다.

⊙ 동작 2. 아라베스크 확장 & 등 연결 확장

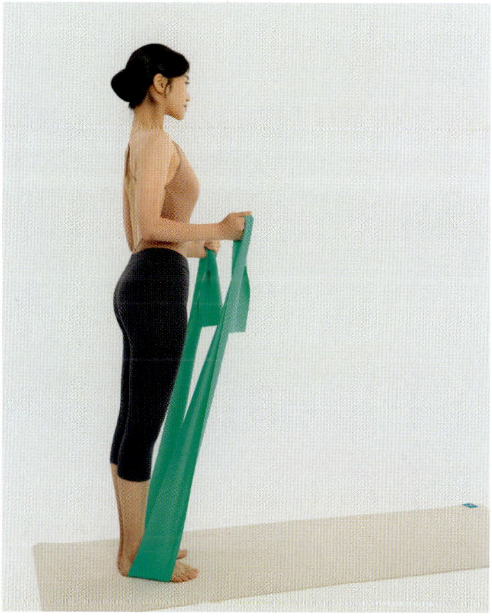

1. 두 발을 작은 턴아웃으로 정렬한 상태에서 밴드를 밟고 선다.

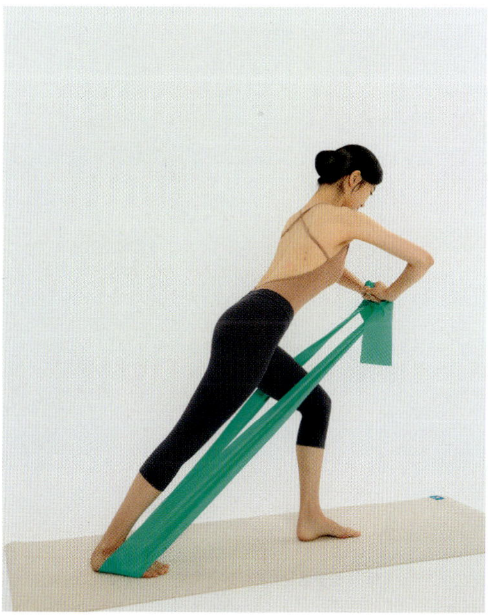

2. 한쪽 다리를 앞으로 내디뎌 무릎을 굽히며, 머리–척추–골반–다리까지 이어지는 선을 곧게 신장시키며 정렬해 준다.
3. 양손으로 밴드를 감싸듯 잡고, 팔꿈치를 바깥쪽으로 열어 손등을 맞댄 자세를 취한다. 팔꿈치를 앞으로 밀어내듯 등과 코어의 활성화를 유도해 준다.

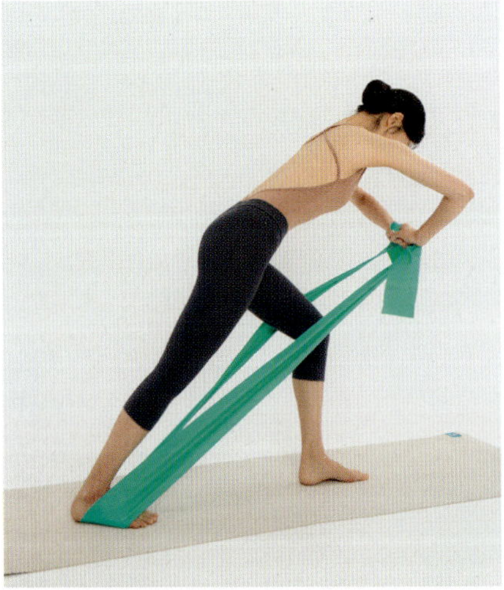

4. 등의 곡선을 부드럽고 길게 만들어 가며, 상체의 세밀한 조절을 통해 등과 복부에 깊은 자극을 느낀다.

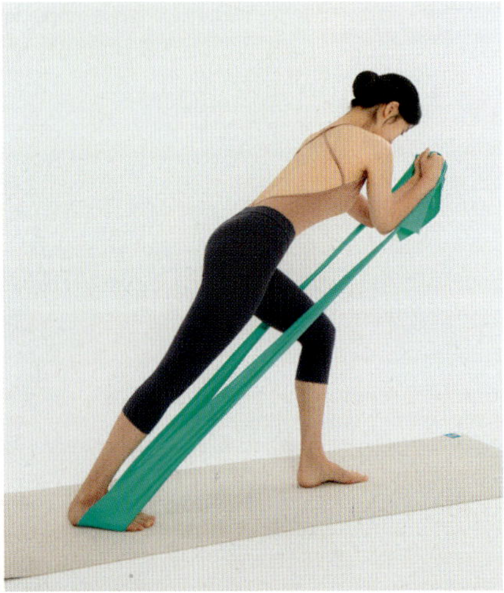

5. 팔꿈치를 가슴 앞으로 모으며 복부와 골반의 연결을 인식한다.

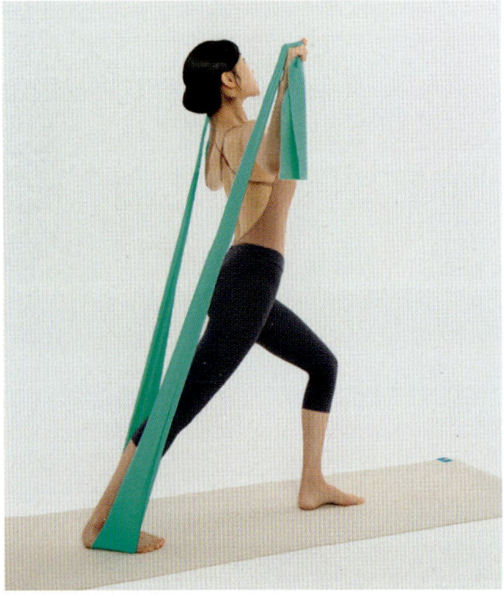

6. 이어서 팔을 외회전하여 W자 모양을 만들고 팔꿈치를 몸 쪽으로 당긴다. 이때 가슴은 천장을 향해 활짝 열어 준다.

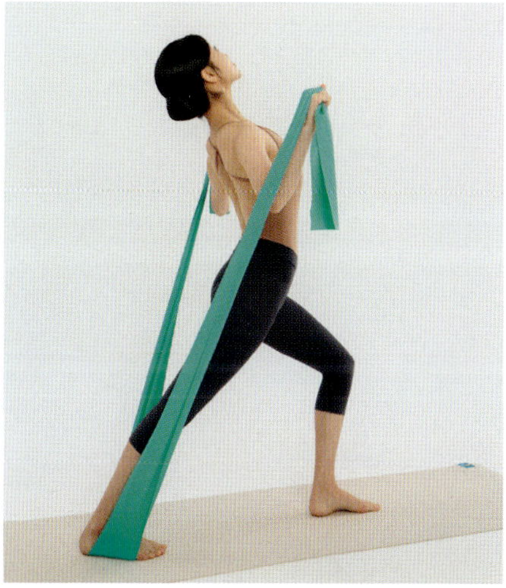

7. 팔을 옆으로 더욱 확장시키며, 발바닥에서부터 골반-몸통으로 이어지는 에너지 흐름을 느낀다. 마치 몸 전체가 위로 끌어올려지는 듯한 느낌으로 정렬을 유지해 준다.

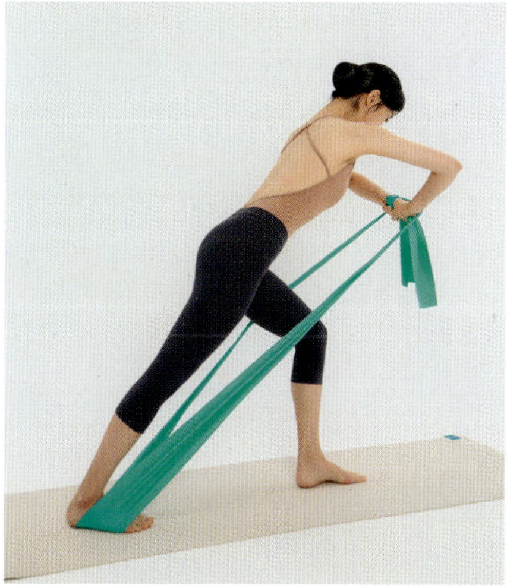

8. 팔꿈치를 다시 모아 부드럽게 원위치로 돌아온다.

⊙ 동작 3. 점프 훈련

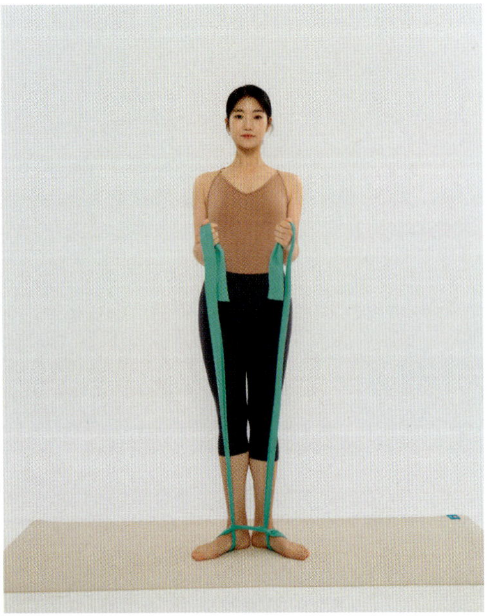

1. 두 발을 턴아웃한 상태로 정렬하고 밴드를 밟은 뒤, 밴드를 사이로 한 바퀴 감아 양손으로 안정감 있게 잡는다.

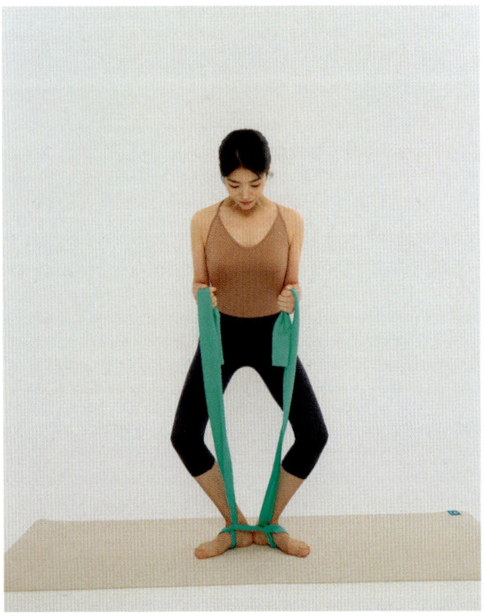

2. 상체를 고관절에서 접듯 앞으로 숙이고, 이어서 상체를 세우며 동시에 발바닥으로 바닥을 강하게 밀어내듯 점프한다.

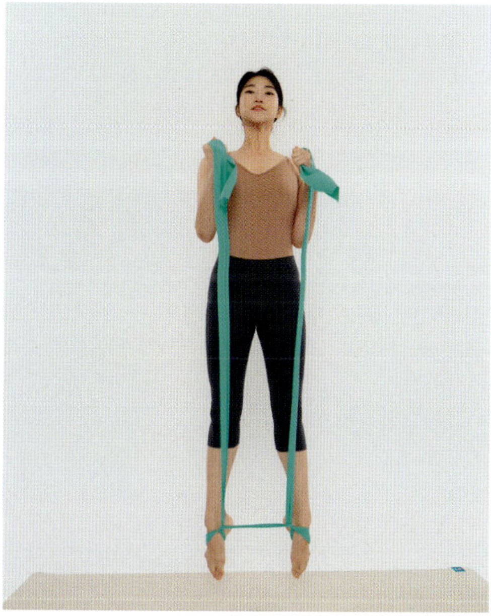

3. 점프 시 발끝을 길게 뻗어 포인하여 엉덩이와 복부의 긴장감이 풀리지 않도록 주의하여 코어의 안정성을 유지해 준다.

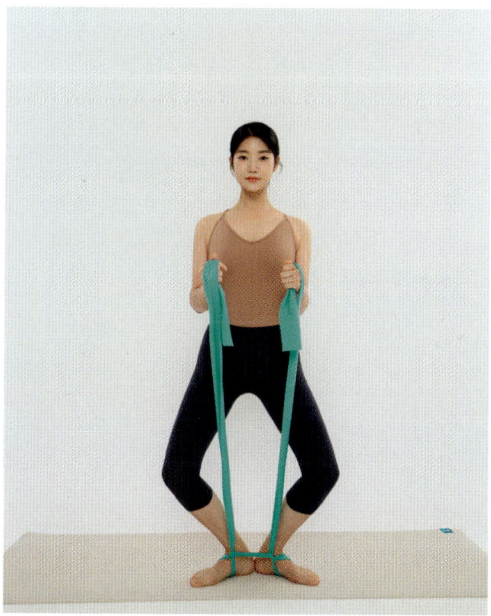

4. 바닥에 착지 시에도 코어를 느끼며 유지시켜 준다.

⊙ 동작 4. 턴 아웃 & 코어 강화

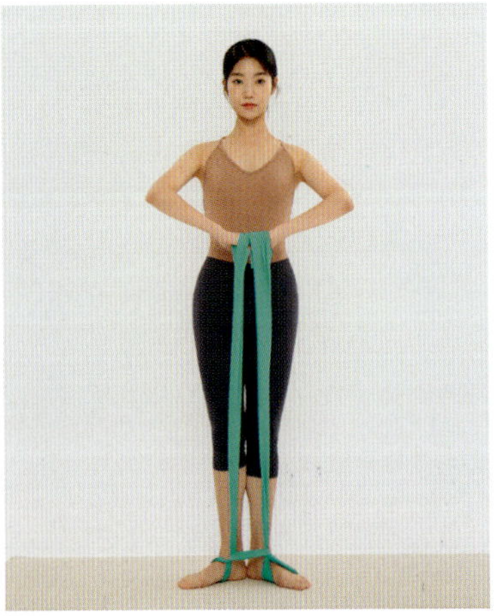

1. 두 발을 턴아웃한 상태로 정렬해 서고, 밴드를 밟은 뒤 사이를 한 바퀴 감아 양손으로 단단히 잡는다.
2. 손등을 마주 대고 팔꿈치를 양옆으로 접어 날개뼈를 바깥쪽으로 펼치듯 정렬하며, 등을 평평하게 만들고 코어의 긴장을 유지한다.

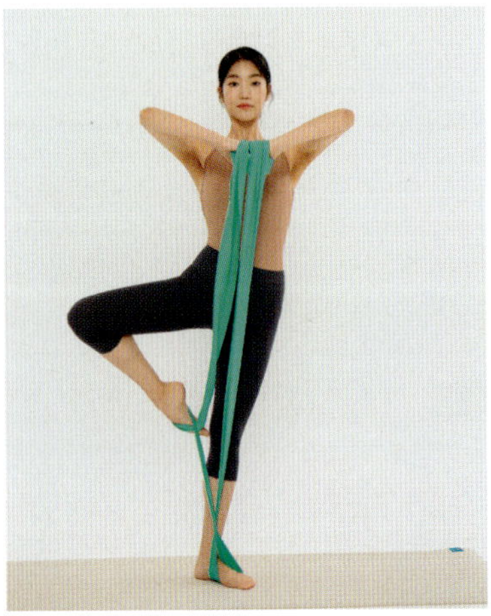

3. 한쪽 다리의 발끝을 포인하여 반대쪽 발목에 가볍게 붙인다.
4. 팔꿈치를 천장 방향으로 부드럽게 당기면서, 발끝으로 종아리를 쓸어 올리듯 파세 동작을 수행한다. 이때 지지하는 다리 쪽 복부를 깊게 수축시키고, 들어 올린 다리의 햄스트링 자극을 인지하며 정렬을 유지해 준다.

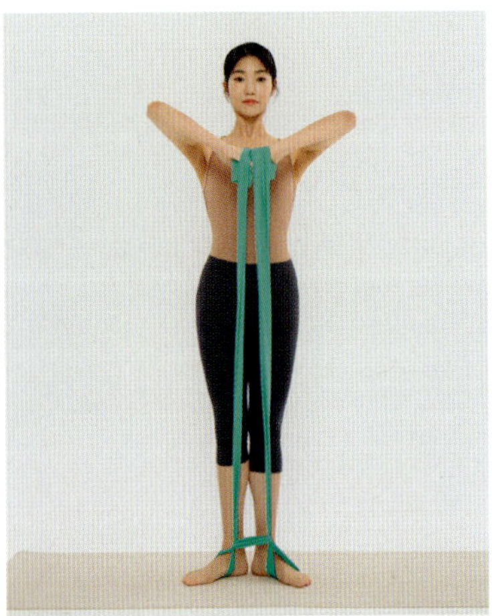

5. 숨을 들이마시며 발을 천천히 내릴 때, 골반과 옆구리를 위로 끌어당기듯 정렬을 유지하며 키가 커지는 느낌으로 마무리한다.
6. 팔꿈치를 가슴 앞으로 다시 모으며, 시작자세로 부드럽게 돌아온다.

⊙ 동작 5. 턴 아웃 & 코어 강화

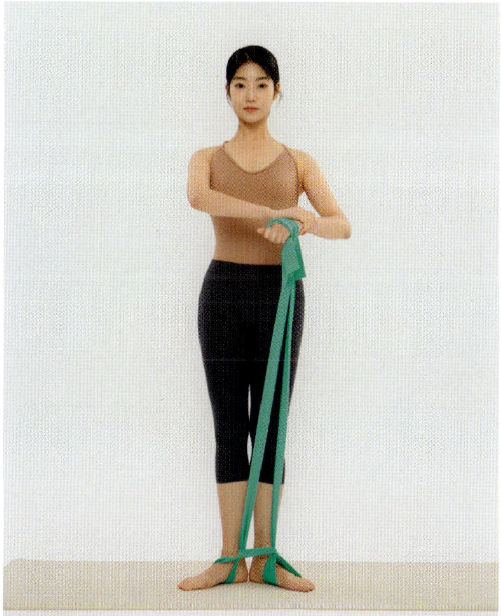

1. 두 발을 턴아웃한 상태로 서고, 밴드를 밟은 뒤 밴드 사이를 한 바퀴 감아 준다.
2. 밴드를 지탱하는 다리 쪽으로 넘겨, 한 손으로 밴드를 잡는다. 반대쪽 손은 밴드를 잡은 손의 손목을 잡아 안정적으로 위치시키고, 날개뼈(견갑골)가 서로 멀어지도록 동시에 팔꿈치를 바깥쪽으로 밀어낸다. 이때 어깨가 위로 들리지 않도록 주의한다.

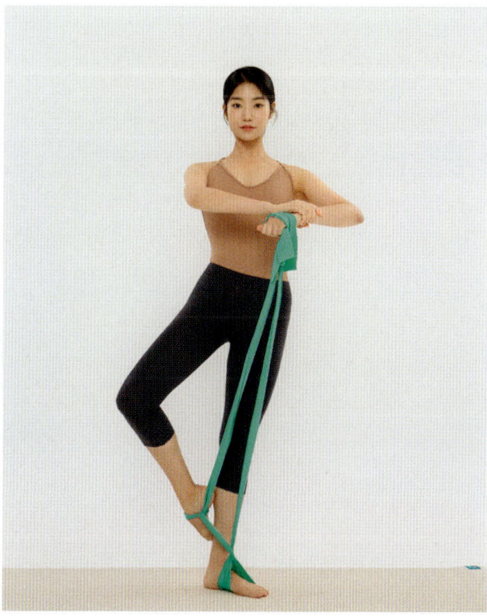

2. 상체를 지지하듯 밴드를 가볍게 당기며 유지한 상태에서, 한쪽 발끝을 포인하여 반대쪽 발목에 감싸듯 붙인다.

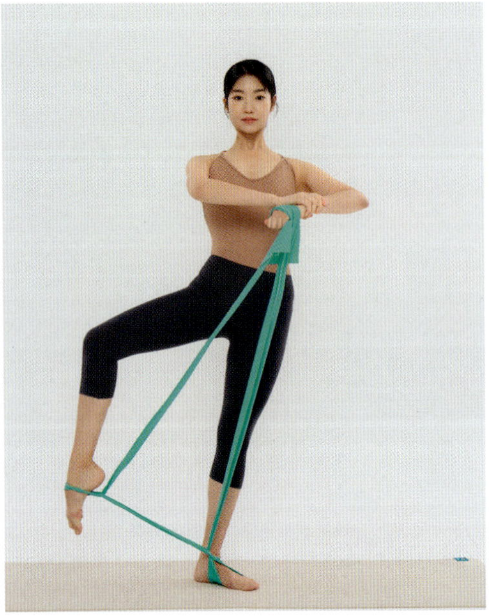

3. 감싼 다리의 발등을 밖으로 밀어내며 3초 정도 버텨주고 다시 돌아온다. 무릎이 턴아웃 상태에서 바깥으로 고정되도록 유지한다.

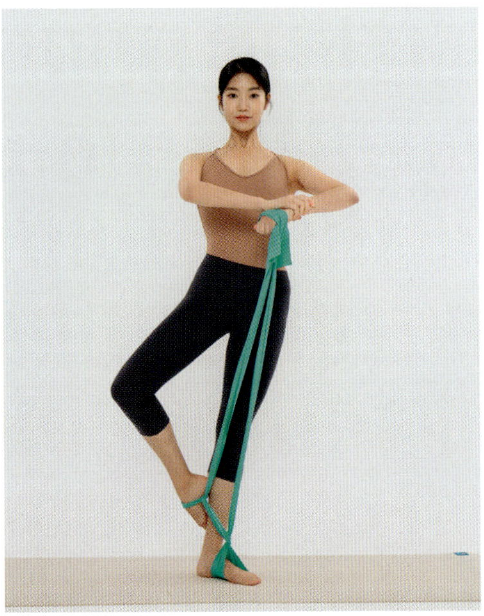

4. 움직이는 동안 지지 다리의 골반이 흔들리지 않도록 주의하며, 중심을 잃지 않도록 코어의 긴장을 유지해 준다.

⊙ 동작 6. 점프 훈련

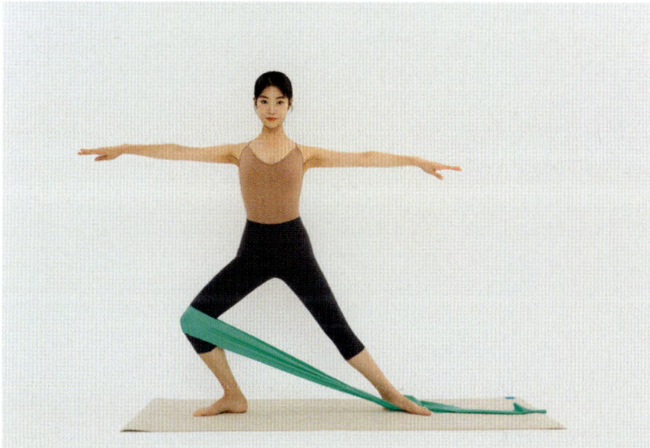

1. 한쪽 다리의 무릎에 밴드를 감고 구부린 상태를 유지하며, 반대쪽 다리의 발로 밴드를 밟아 단단히 고정한다. 양팔은 옆으로 길게 뻗어 정렬을 잡아 준다.

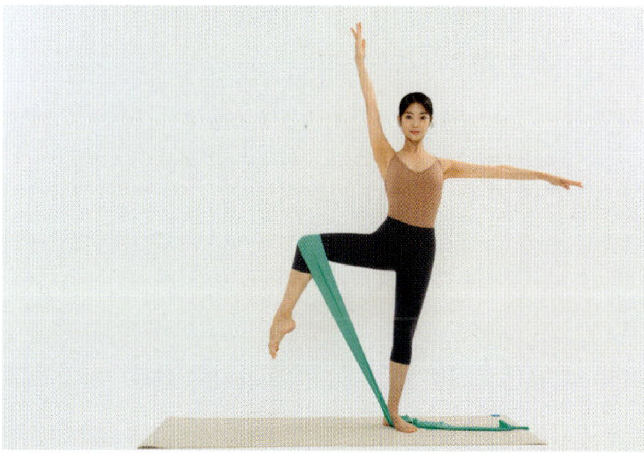

2. 밴드를 감은 다리를 더 깊게 구부려 바닥을 눌렀다가, 발바닥으로 지면을 튕겨내듯 밀어내며 중심을 반대쪽 다리로 이동시킨다. 공중으로 뜨는 다리 쪽 팔은 천장 방향으로 들어 올리고, 복부의 힘으로 상체를 함께 끌어올리며 상승한다.

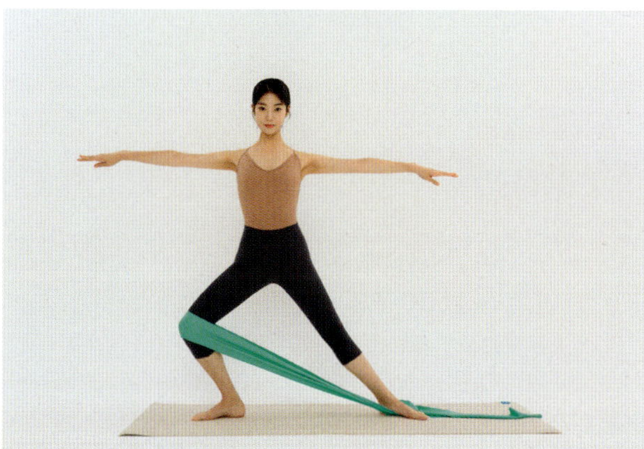

3. 그 후 다시 원위치로 돌아오는 동작을 반복한다. 움직이는 동안 코어의 중심을 안정적으로 유지하고, 지지하는 다리의 둔근(엉덩이 근육)에 충분한 자극이 느껴지도록 진행한다.
4. 골반이 앞뒤로 흔들리지 않도록 주의하며, 체중 이동 시에도 균형과 정렬을 유지해 준다.

2. 테크닉 강화 훈련

⊙ 동작 7. 턴 아웃 & 코어 강화 – 발로네

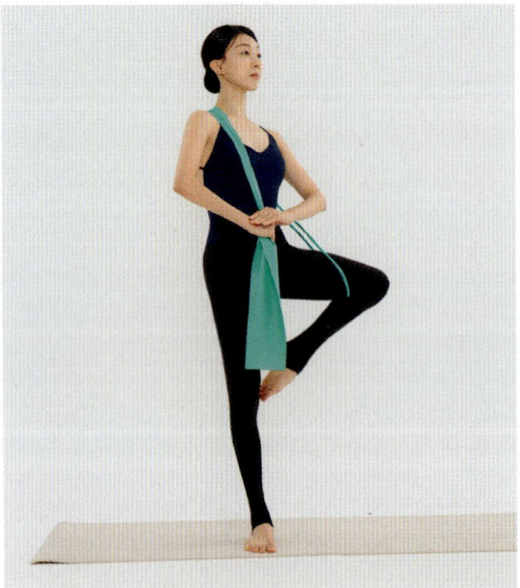

1. 밴드를 무릎에 감고, 반대쪽 어깨 위로 걸쳐 하나로 모아 잡는다.
2. 밴드를 감은 다리는 파세 자세로 반대쪽 무릎에 발끝을 가볍게 터치한다.

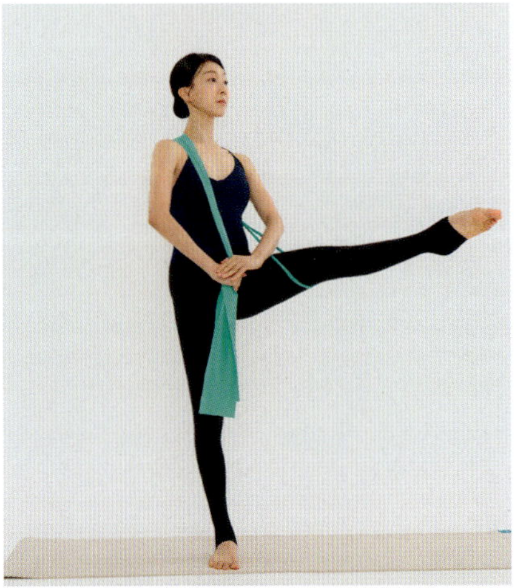

3. 마시는 호흡에 맞춰 밴드를 아래로 당기며, 동시에 서 있는 다리의 뒤꿈치를 들고 밴드로 감은 다리의 무릎을 펴며 앞으로 길게 뻗어 준다.

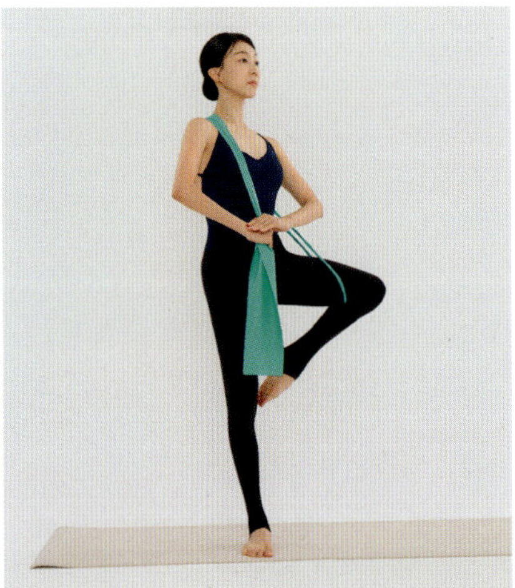

4. 몸통이 흔들리지 않도록 중심을 유지하며, 복부와 둔근의 긴장을 놓치지 않도록 한다.
5. 코어와 하체의 협응을 통해 동작을 반복하며 감각을 익혀 준다.

⊙ 동작 8. 풀업 강화

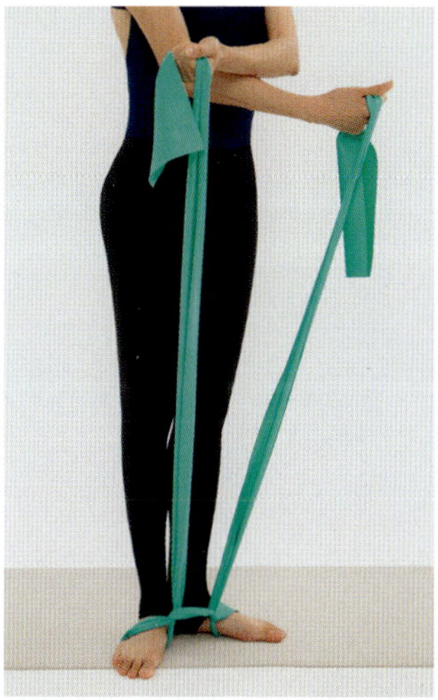

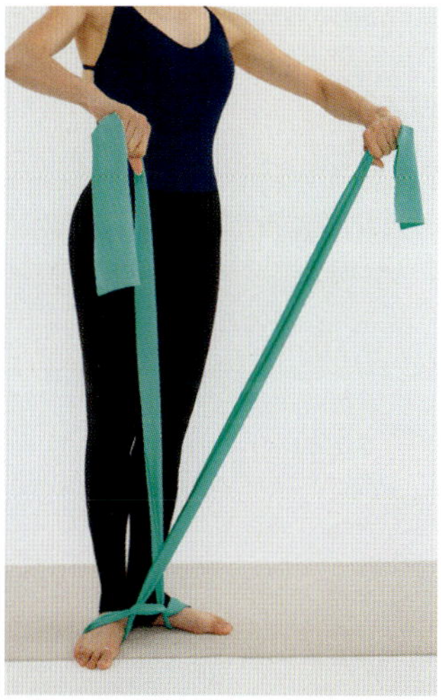

1. 밴드를 두 발바닥에 걸고, 밴드 사이를 한 바퀴 감아 두 팔을 교차하여 x자 상태를 만들어 양손으로 밴드 끝을 잡은 후 팔꿈치를 밖으로 열어 밴드가 발바닥 앞에서 교차된 상태를 유지해 준다.

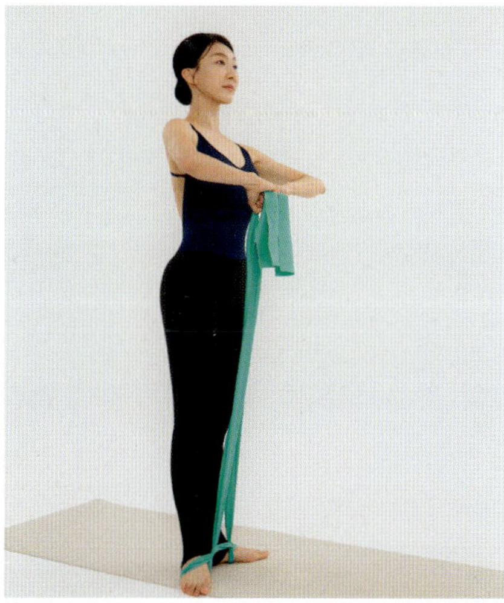

2. 팔꿈치는 바깥쪽을 향하게 손등은 서로 마주보며 붙여 주고, 두 다리는 작은 턴아웃으로 만들어준다.

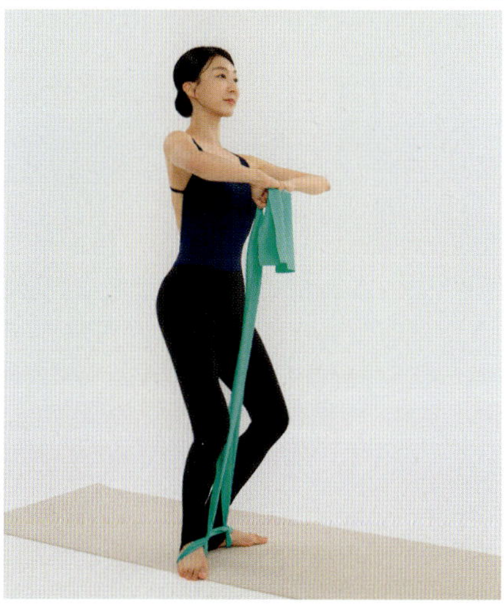

3. 무릎을 살짝 굽힌 상태로 준비한다.

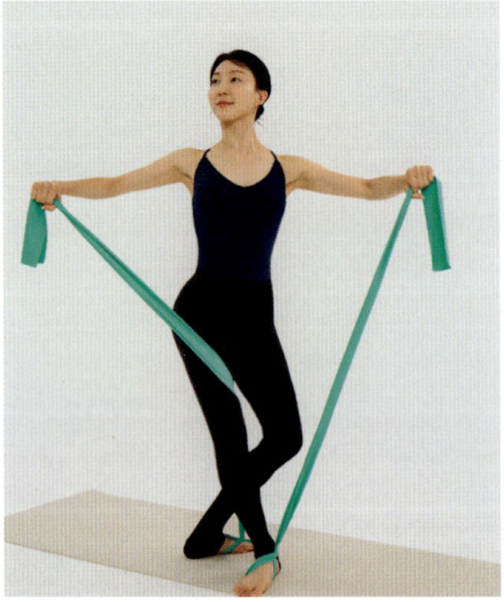

4. 다리를 앞으로 내딛으며 몸을 회전하며 동시에 팔꿈치를 바깥쪽으로 열고 견갑골을 연결해 등을 넓게 확장한다.

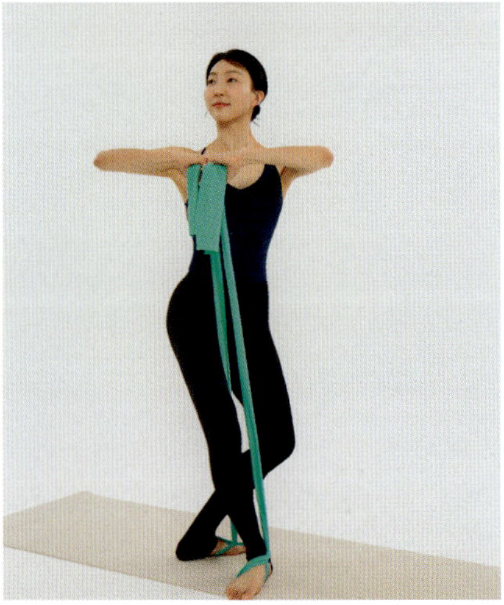

5. 손등을 맞대며 코어에 깊은 자극을 느낀다.

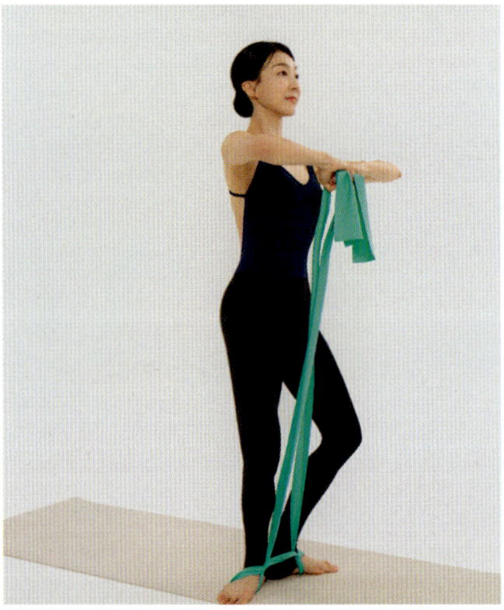

6. 뒷다리를 앞으로 끌어당기며 몸통과 함께 원위치로 돌아온다.
7. 양쪽 다리를 번갈아 가며 리듬감 있게 반복한다.

⊙ 동작 9. 점프 훈련 아쌈블레 & 코어 집중

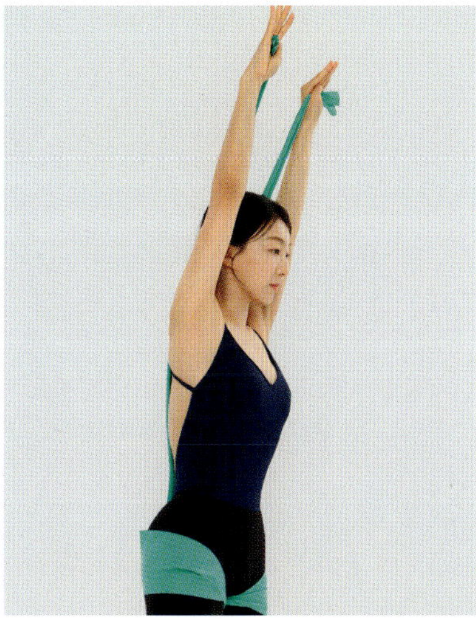

1. 밴드를 골반 뒤에서 앞으로 허벅지 안쪽을 지나 엉덩이를 감싸며 양손으로 잡는다. 이때 밴드가 엉덩이와 코어에 적절한 저항을 줄 수 있도록 위치를 조정한다.
2. 밴드를 등 뒤 척추의 라인을 따라 고정하여 밴드가 몸을 감싸 듯이 자연스럽게 코어에 자극이 느껴질 수 있도록 해준다.

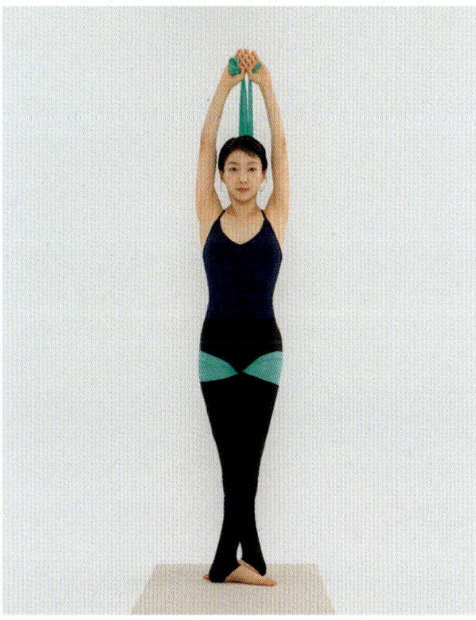

3. 다리는 발레 5번 포지션으로 시작하고, 손등은 서로 마주 보게 하여 코어 중심을 더 깊게 인식한다. 이때 복부의 자극을 명확히 느껴 준다.

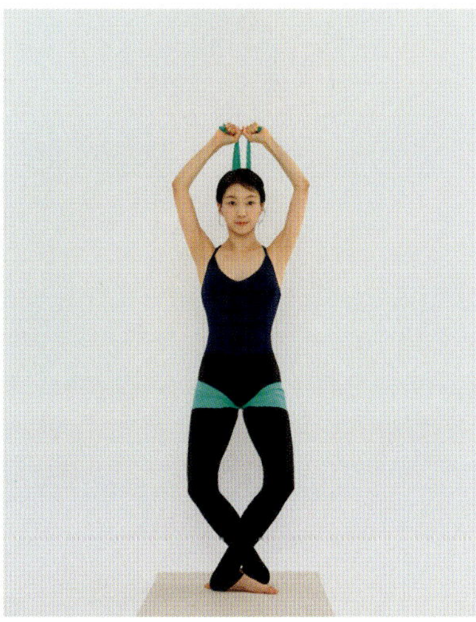

4. 팔꿈치는 옆으로 열리듯 무릎을 바깥으로 밀어내듯 동시에 구부려 준다.
5. 이때 몸통을 살짝 인사하듯 앞으로 숙이며 밴드를 밀어내듯 저항을 주면서 코어의 긴장감을 느낀다. 어깨는 귀에서 멀리 떨어뜨려 상체를 안정시킨다.

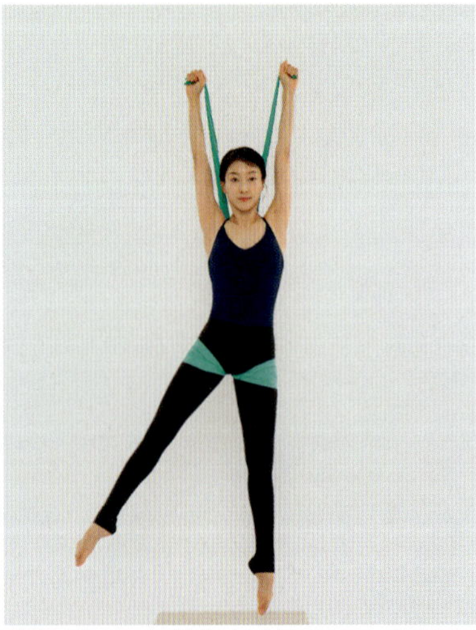

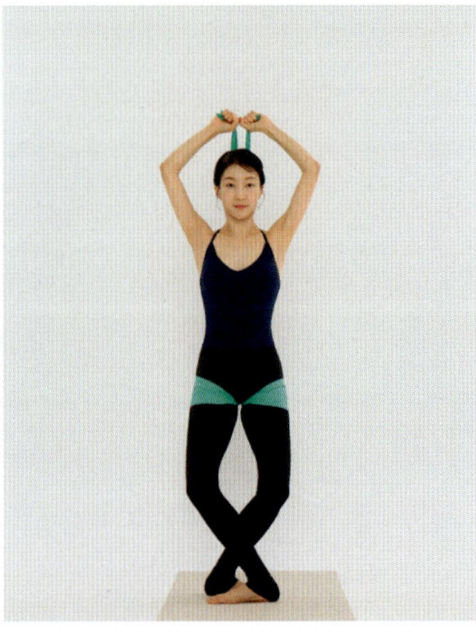

6. 뒷발을 바닥에서 부드럽게 쓸어 올리며 공중에서 두 발이 교차되어 만나도록 점프한다.
7. 점프 시 두 팔은 '만세' 하듯 천장을 향해 길게 뻗어 주며 두 팔이 벌어지지 않도록 모은다.

⊙ 동작 10. 점프 훈련 페르메 & 등 집중

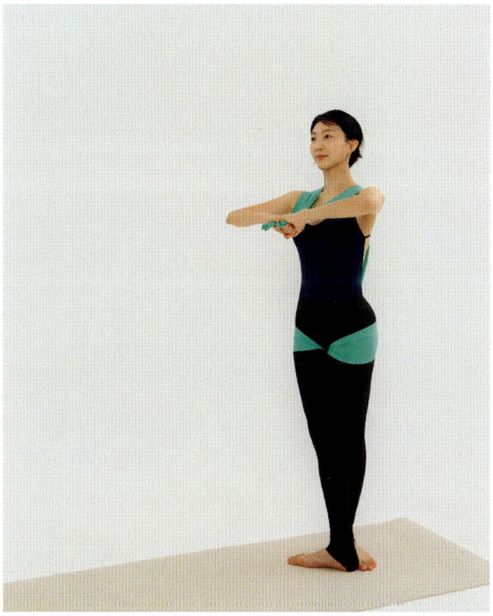

1. 밴드를 골반 뒤에서 앞으로 엉덩이 아래로 감싼 후, 허벅지 안쪽을 지나가게 하여 어깨 위로 감아 양손으로 잡아 손등을 맞대어 준다. 이때 밴드의 위치를 조절하여 엉덩이와 코어가 자연스럽게 연결되도록 한다.

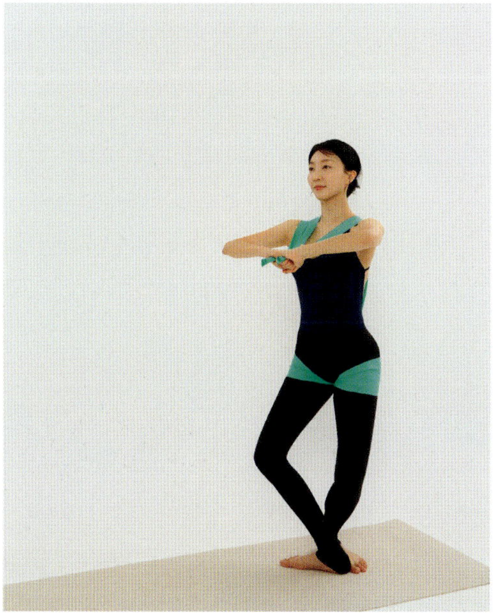

2. 다리는 발레의 5번 포지션에서 시작하여 무릎을 구부려 준다.

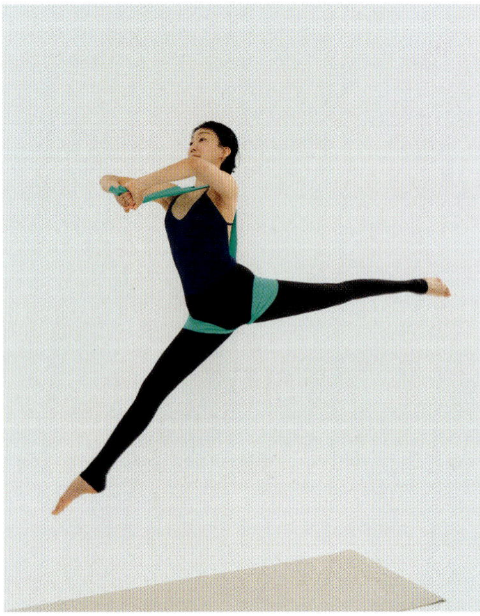

3. 한쪽 다리를 앞으로, 반대쪽 다리는 뒤로 길게 뻗으며 점프한다.
4. 점프 중 팔의 움직임은 손등이 떨어지지 않도록 유지하며 팔꿈치를 살짝 앞으로 펴듯이 밀어 준다. 이때 동작이 등과 코어에 집중할 수 있도록 유도한다.

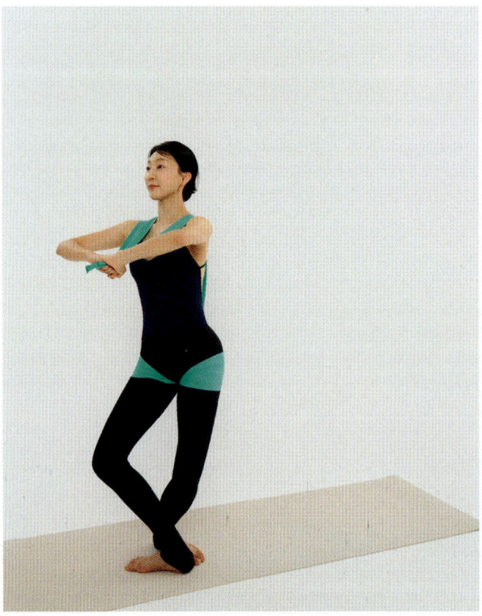

5. 착지 시 팔을 접어 원상태로 돌아오며 두 다리를 모아 유지한다.

감사의 글

이 책은 오랜 시간 동안 고민하고, 수많은 수업과 실험을 거쳐 탄생한 결과물입니다.

그 긴 여정을 함께해주신 모든 분들께 진심으로 감사의 마음을 전합니다..

책의 집필이 길어지며 여러 차례 멈추고 다시 시작하는 순간들이 있었지만, 그럴 때마다 응원하고 기다려주신 많은 제자들, 회원님들, 학부모님들 그리고 동료들이 저희에게 큰 위로이자 원동력이 되었습니다.

여러분이 없었다면 이 메소드도, 이 책도 세상에 나오지 못했을 것입니다.

또한, 이 책의 내용을 함께 실험하고, 때로는 비판하고, 함께 나누며 성장해준 수많은 수업 참여자들에게도 깊은 감사를 전합니다.

여러분의 움직임 하나하나가 이 책의 문장을 만들어냈습니다.

끝으로, 예술과 교육의 사이에서 늘 질문하고 탐구할 수 있도록 도움을 주신 모든 인연들께 감사드립니다.

이 책이 다시 누군가의 몸을 열고, 감각을 깨우는 데에 작은 힘이 되기를 바랍니다.

_김정선, 김가이